Dirección editorial: Xavier Gassió

Córcega, 273-279, 08008 Barcelona (España)
Depósito Legal: B. 46.523-97 (para la belleza corporal)
ISBN 84-08-36117-1

Impreso en España por: Novoprint, S. A.

Remedios de la abuela para la belleza corporal

Dra. Àngels Camps
Ilustración: Núria Armengol

PLANETA

Introducción

Aromas perfumados y frescos, luz tenue en una habitación tranquila, preparados a base de hierbas que se extendían por las partes doloridas dejando un rastro fresco y mentolado, consomés y tisanas de sabores vivificantes, palabras explicativas pronunciadas con voz cadenciosa y cordial.

La abuela curaba con la sonrisa, con sus palabras amables, con su presencia constante junto al lecho, pero, también, con un sinfín de remedios caseros que apuntaba metódicamente en su cuaderno.

Son remedios sencillos, fáciles de preparar, y que acompañan cualquier tipo de cura.

Su aplicación en la vida cotidiana en algunos casos no nos salva de la visita al médico, pero evita el excesivo consumo de fármacos que abarrotan los botiquines caseros.

Espero que, como a mí, el buen uso de estas fórmulas caseras mejore la vida de los lectores.

Dra. Àngels Camps

Prólogo

La abuela tenía una percepción especial para la belleza, una manera natural de alentar la hermosura humana. Ella descubría lo mejor de cada uno y lograba que todos los miembros de la familia se sintiesen guapos. Las personas de distinta edad y sexo tenían problemas diferentes y concretos, cada persona era un mundo que la abuela animaba, consolaba y alentaba sabiendo que, en el fondo, la belleza personal es siempre el resultado de sentirse bien. Cremas, emplastos o tisanas no son más que ayudas para mejorar nuestra imagen externa. Algunos de los remedios que preparaba la abuela han sido superados por el tiempo, otros se han simplificado a causa del ritmo de vida más acelerado e incluso algunos ingredientes que ella usaba se han sustituido por los que han aportado las abuelas de otras culturas lejanas; eso se ha tenido en cuenta al preparar este libro.

Aunque son remedios basados en productos naturales, si la persona que los sigue está embarazada, en periodo de lactancia o siguiendo un tratamiento conviene que esté en contacto con su médico y le consulte cualquier duda.

Remedio para rejuvenecer la piel de todo el cuerpo

Casi todos los tratamientos de belleza de la piel deben ir acompañados de una ingestión abundante de agua; no menos de cuatro vasos diarios, y mucho mejor si en lugar de agua se toman tisanas.

Se necesita: *un vaso mediano de aceite de oliva, azúcar, sal, un vaso pequeño de miel, un limón, un cazo pequeño, una cazuela, 25 gramos de cera de abeja, un gel de baño suave, una infusión de flores de violeta.*

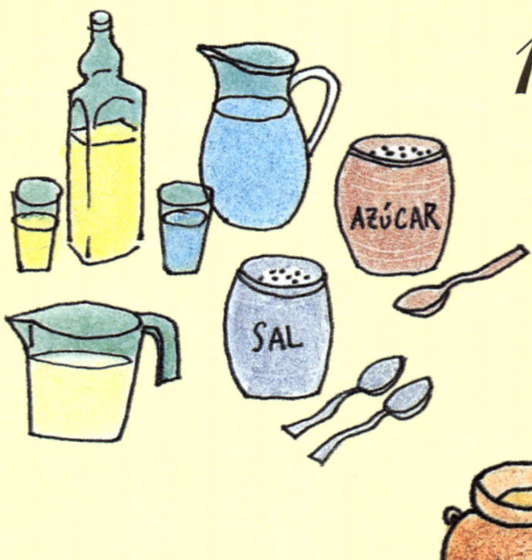

1. *Preparar un vaso mediano de aceite de oliva y un vaso mediano de agua, y añadir una cucharada sopera de azúcar y dos de sal.*

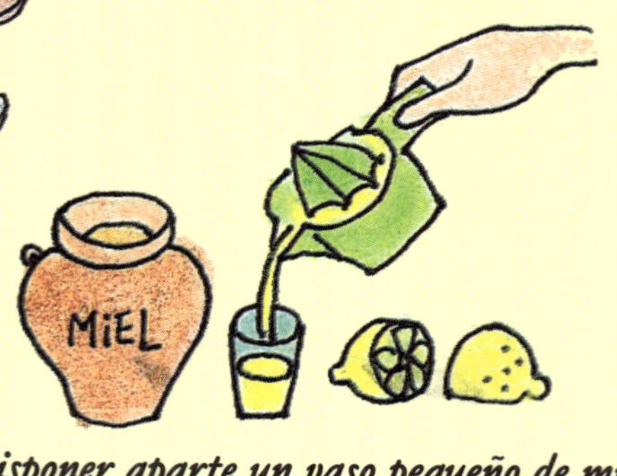

2. *Disponer aparte un vaso pequeño de miel, a la que se debe añadir el jugo de un limón.*

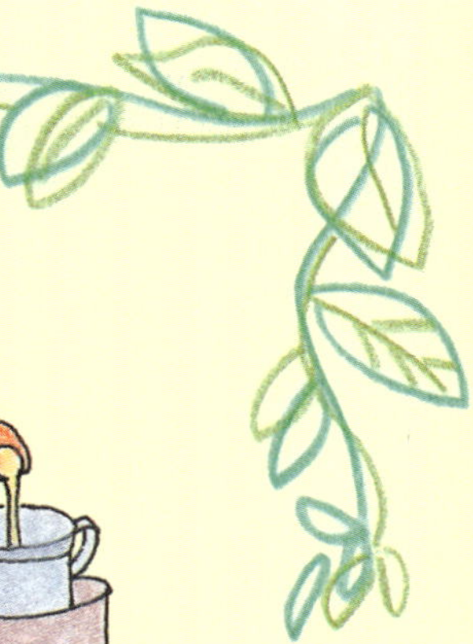

3. Colocar 25 gramos de cera de abeja en un cazo pequeño y poner dentro de una cazuela con agua fría. Calentar a fuego lento, al baño María, mientras se remueve con una cuchara de madera para que se deshaga la cera.

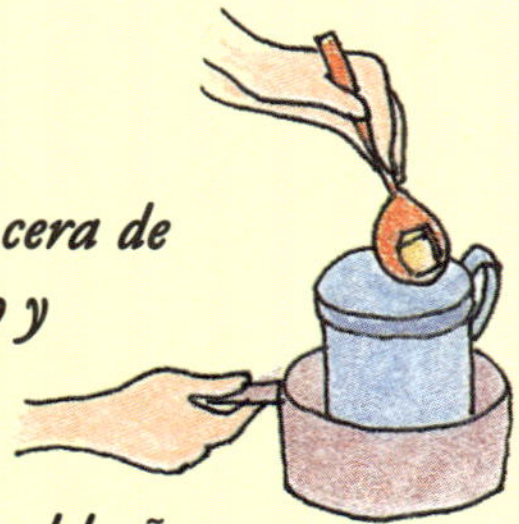

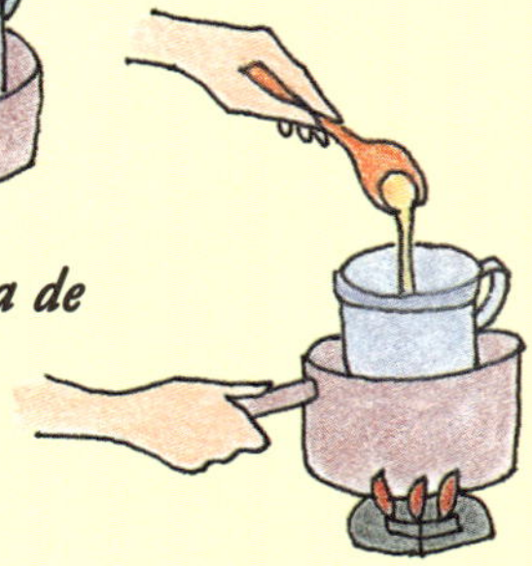

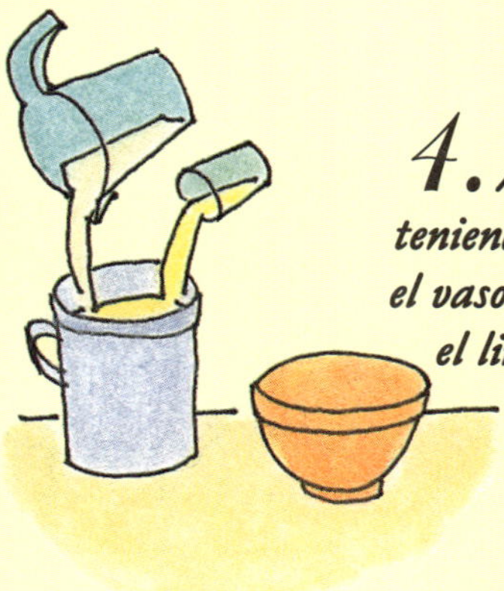

4. Apagar el fuego cuando la cera esté bien derretida, teniendo en cuenta que no se pegue ni forme grumos. Añadir el vaso de agua preparada antes y el vaso de miel diluida con el limón. Remover todo y colocar en un cuenco de barro.

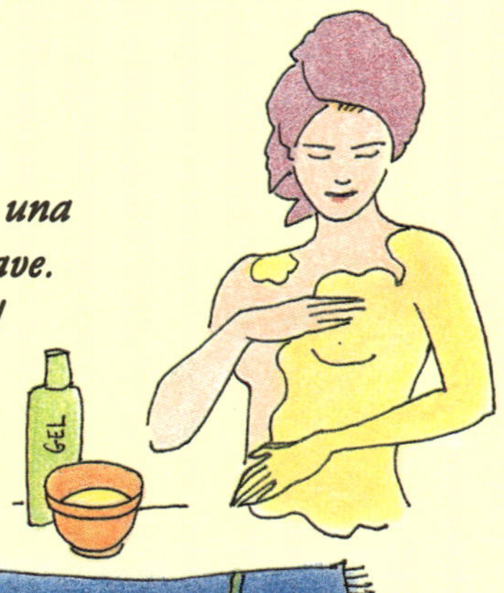

5. Mientras se enfría, tomar una ducha y lavarse con un gel suave. Aplicar después la solución por todo el cuerpo, a excepción del cabello y el vello púbico. Mantener una posición relajada durante media hora sobre una toalla, porque la mezcla puede manchar sofás o sábanas.

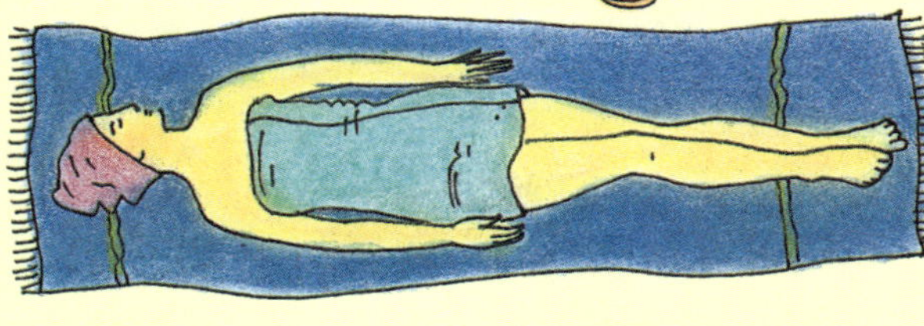

6. Ducharse y enjuagarse todo el cuerpo. Realizar este tratamiento dos veces por semana durante un mes. Sus efectos aumentan si se acompaña con una infusión muy caliente de flores de violeta (cuatro gramos por taza de agua hirviendo).

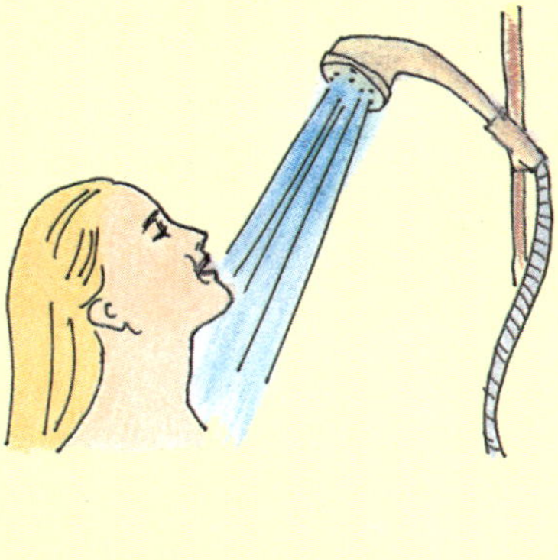

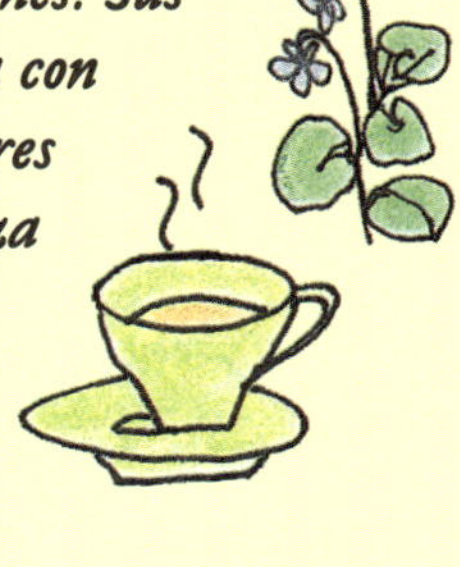

Trébol oloroso para mantener las piernas hermosas

Esta receta es un buen remedio para el cansancio, atempera los dolores reumáticos y previene las varices.

Se necesita: *dos cazos, un vaso de leche, un puñadito de sumidades floridas de meliloto (trébol oloroso), 30 gramos de nuez de ciprés, dos toallas.*

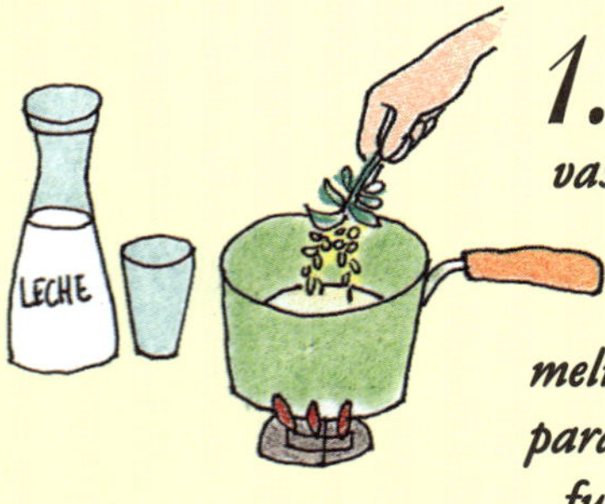

***1.** En un cazo mediano, se cuece un vaso de leche. Se le añade un puñado pequeño de sumidades floridas de meliloto o trébol oloroso y se remueve para que la leche no hierva. Apagar el fuego y dejar reposar diez minutos.*

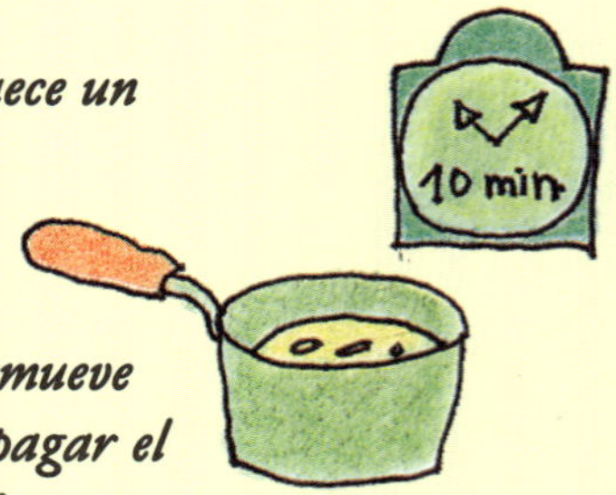

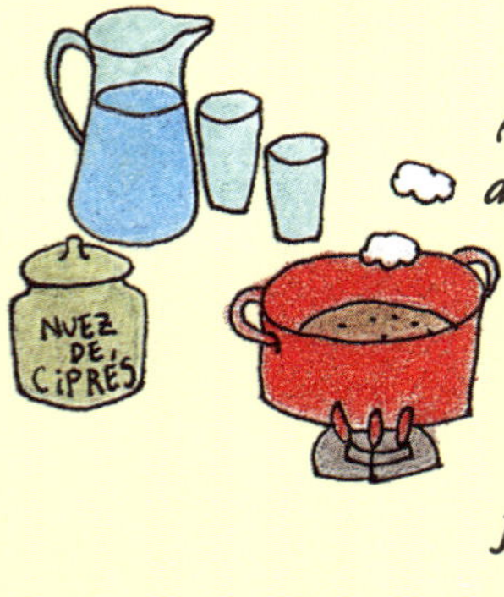

***2.** En otro cazo, se calientan dos vasos de agua fría a la que se ha añadido 30 gramos de nuez de ciprés. Llevar hasta el punto de ebullición y dejar reposar la solución cinco minutos con el fuego apagado.*

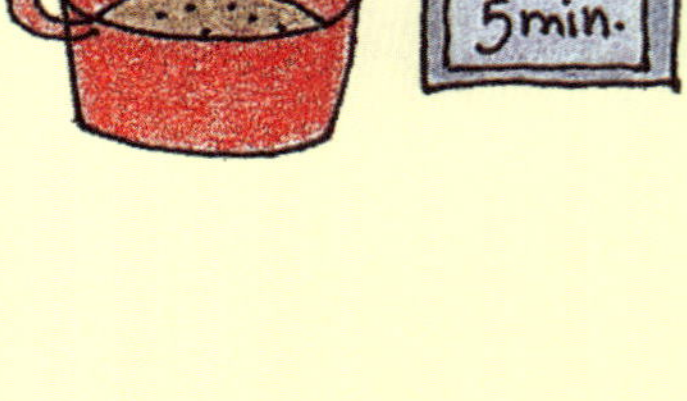

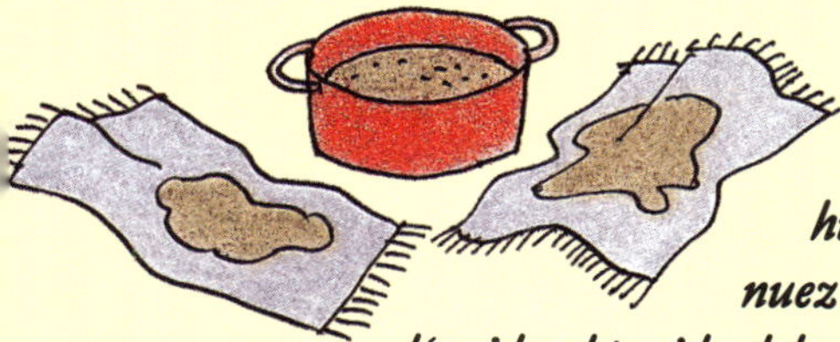

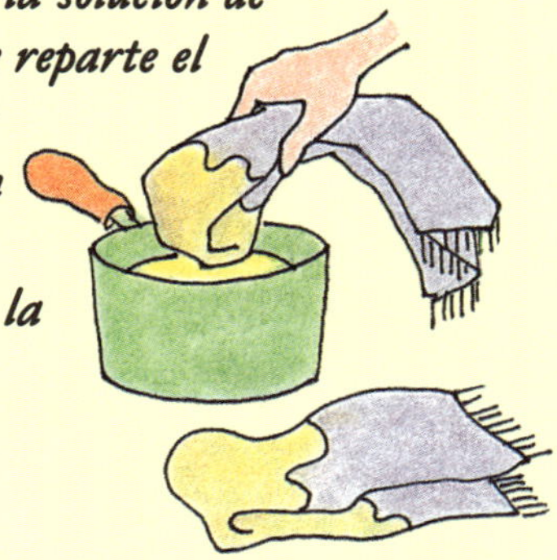

3. Se cogen dos toallas y se humedecen en la solución de nuez de ciprés. Se reparte el líquido obtenido del meliloto sobre las toallas y se envuelven las piernas con ellas. Si se padece dolor en un punto concreto, se aplican cataplasmas sobre la parte dolorida.

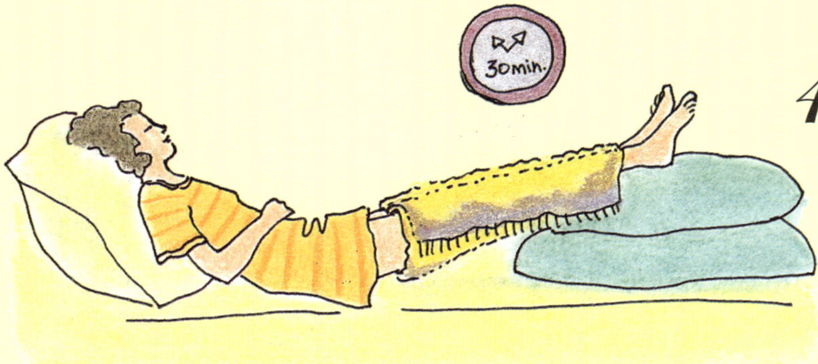

4. Descansar una media hora con las piernas elevadas mientras se mantienen las toallas o las cataplasmas. Este remedio previene las varices y atempera los dolores reumáticos.

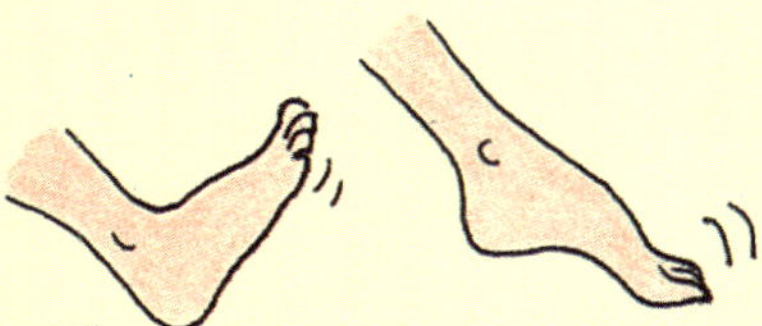

5. Practicar un sencillo ejercicio de relajamiento. Primero se contrae el pie lentamente flexionándolo hasta que quede en ángulo recto con la pierna y después se estira extendiéndolo lo máximo posible. Repetir diez veces.

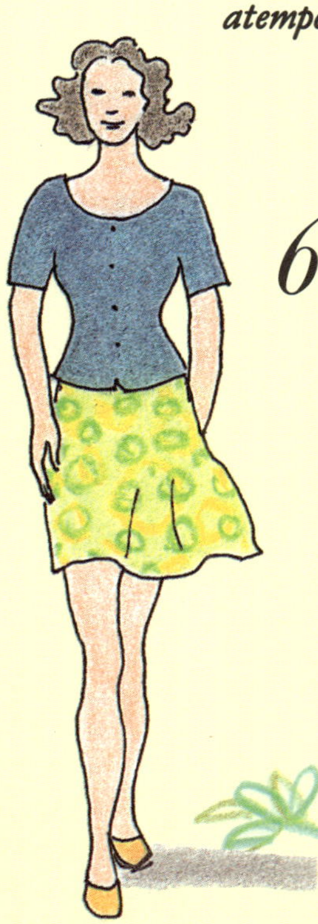

6. Después de este remedio se debe dar un corto paseo.

Crema de aguacate para embellecer las uñas de los pies

Los pies son una parte fundamental del cuerpo humano. Su belleza es salud para el resto del organismo, pero las uñas de los pies, en el punto más extremo de nosotros mismos, son el elemento más olvidado en los cuidados de belleza.

Se necesita: *un aguacate, un mortero, un cepillo de dientes, una palangana, un yogur natural, sal, una infusión de manzanilla.*

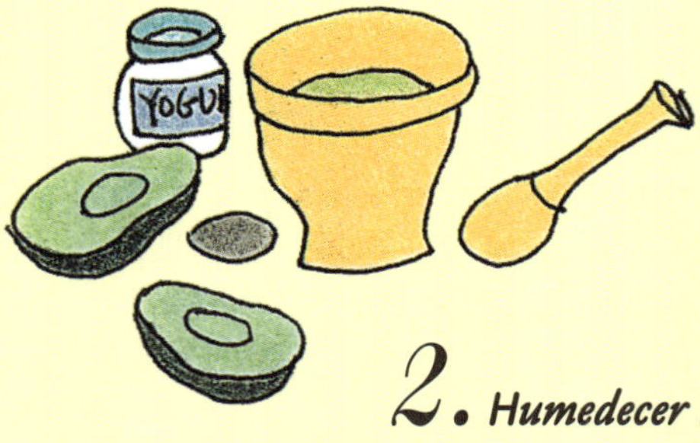

1. Pelar un aguacate, quitarle el hueso e introducir el fruto en un mortero. Añadir un yogur y mezclarlo todo hasta formar una pasta cohesionada. Apartar.

2. Humedecer las uñas metiendo los pies en agua caliente durante un minuto antes de cortarlas.

3. Cortarse las uñas de los pies de forma redondeada, no muy cortas ni puntiagudas. Hay que dejar un espacio mínimo entre su extremo y la piel de los dedos para que no se monten al andar, para lo cual no deben sobresalir de éstos. Si es posible, no cortarlas con tijeras. Es preferible utilizar una lima o un cortador de uñas.

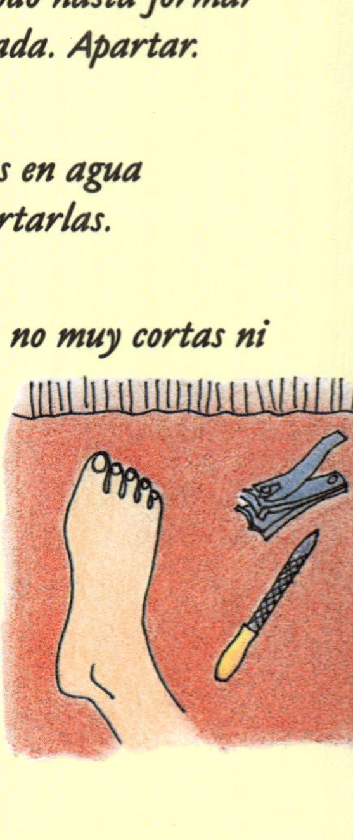

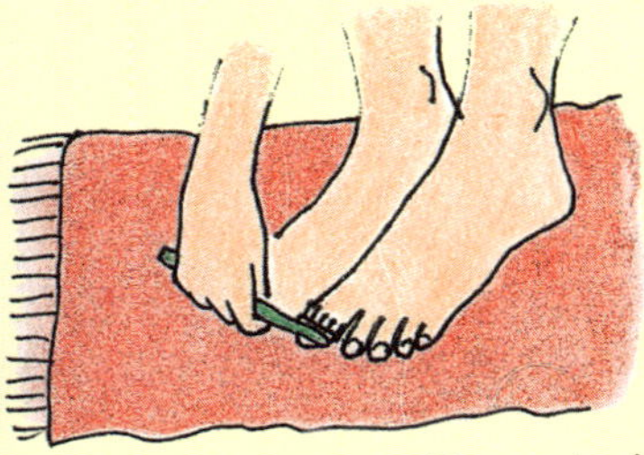

4. Al terminar de cortarlas, frotarlas con un cepillo de dientes para que queden bien limpias.

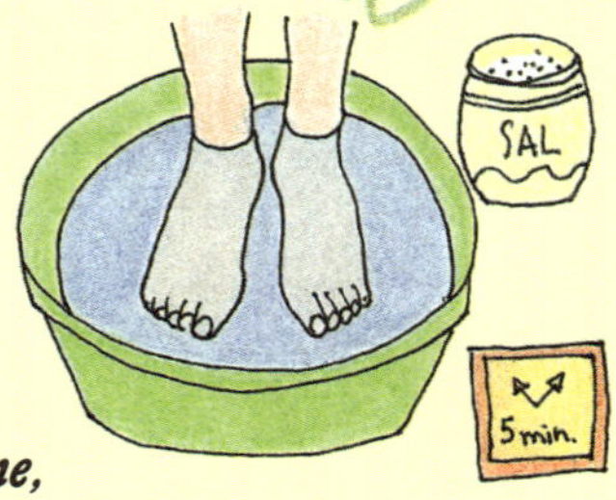

Después de esta operación de higiene, introducir los pies en una palangana llena de agua con sal y dejarlos reposar cinco minutos.

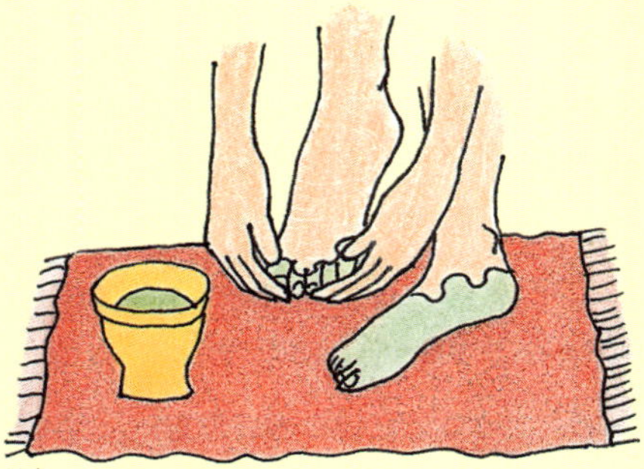

5. Sacar los pies de la palangana y envolverlos en la crema de aguacate con yogur, empezando por las uñas.

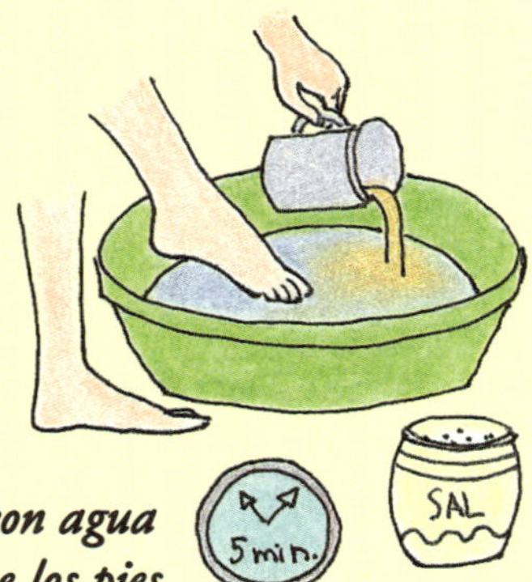

6. Añadir una infusión de manzanilla a la palangana con agua y sal. Limpiarse los pies e introducirlos de nuevo en este preparado. Dejar reposar cinco minutos.

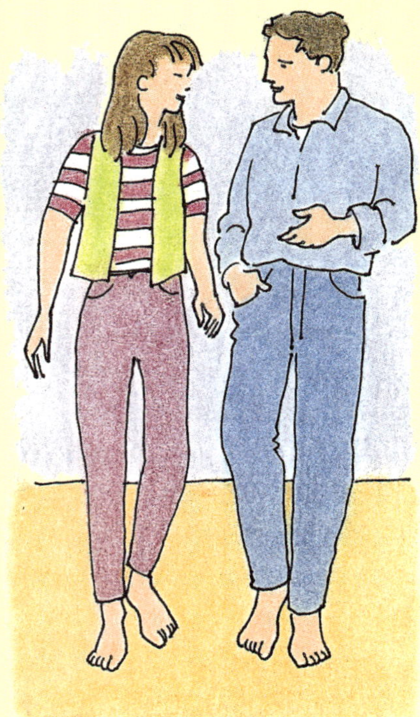

7. Andar cada día, al menos, cinco minutos con los pies descalzos. No dormir jamás con calcetines.

Remedio de milenrama para combatir el acné

Un remedio tradicional para eliminar el acné consistía en la utilización de una infusión de ajo diluida en limón. Aquí se propone una solución menos agresiva.

Se necesita: ***un cazo, una cucharadita de flores de malva, una de borracha y una de trinitaria, 50 gramos de milenrama, un limón, un pepino, una zanahoria, una licuadora.***

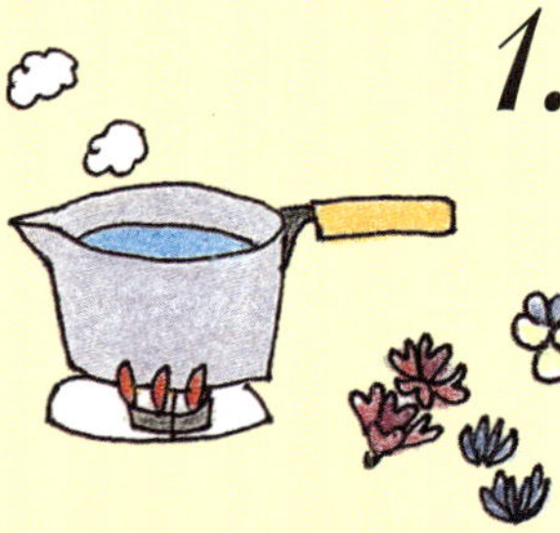

1. Llevar agua hasta el punto de ebullición y añadirle una pizca de flores de malva, borracha y trinitaria. Apagar el fuego y dejar reposar esta infusión unos minutos. A continuación, tomársela muy caliente.

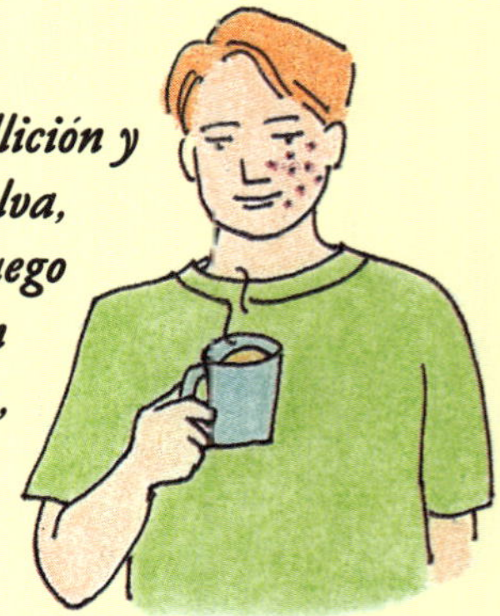

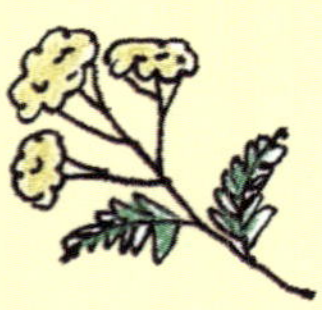

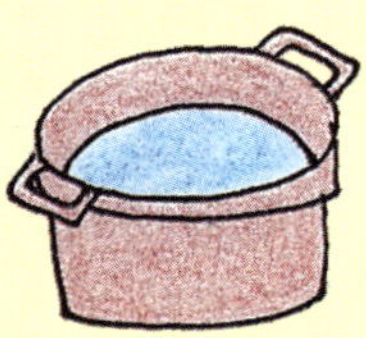

2. Echar 50 gramos de milenrama en un litro de agua fría y poner en el fuego. Remover durante diez minutos hasta llevar casi a ebullición. Dejar reposar, con el fuego apagado, hasta que esta solución esté bien caliente, pero sin hervir.

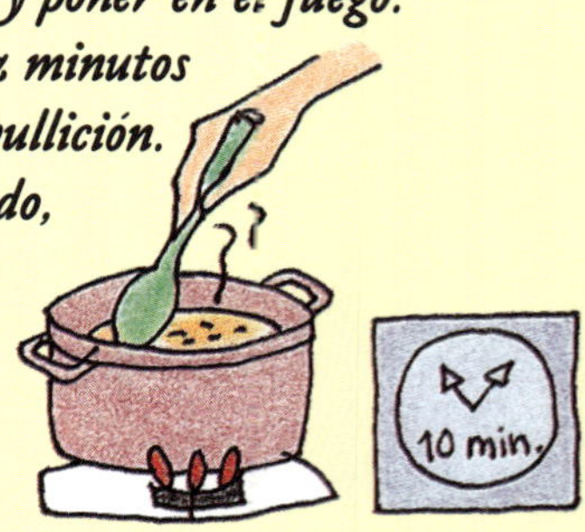

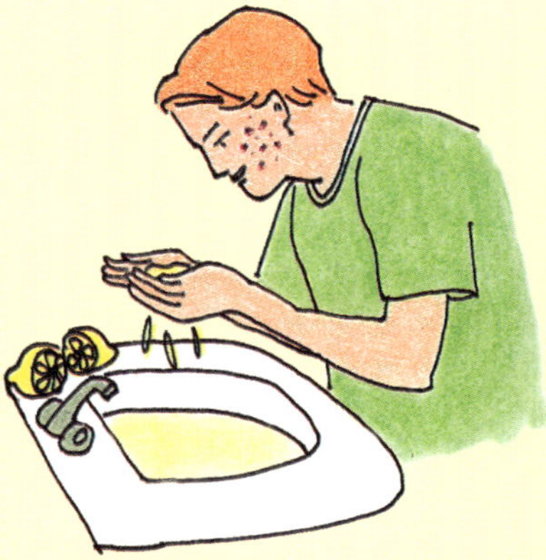

3. *Mientras, lavarse la cara con una solución de agua tibia y zumo de limón.*

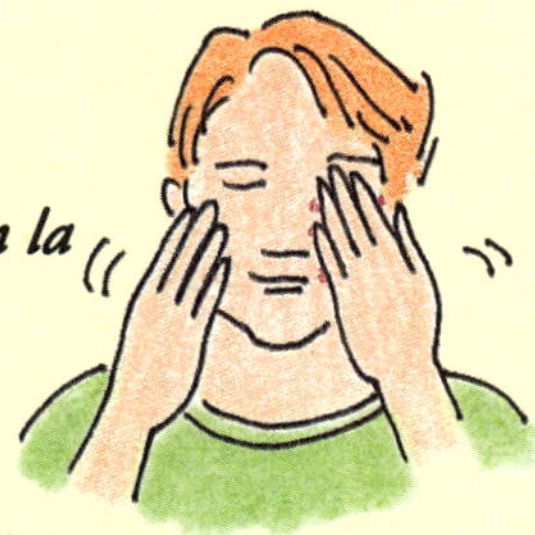

4. *Realizar un pequeño masaje en la cara para que los poros se abran. Repetir el enjuagado. No ceder a la tentación de exprimir los barrillos, y menos con las manos sucias, porque se pueden extender por toda la cara.*

5. *Hacer un zumo con el pepino y la zanahoria y lavarse la cara con él.*

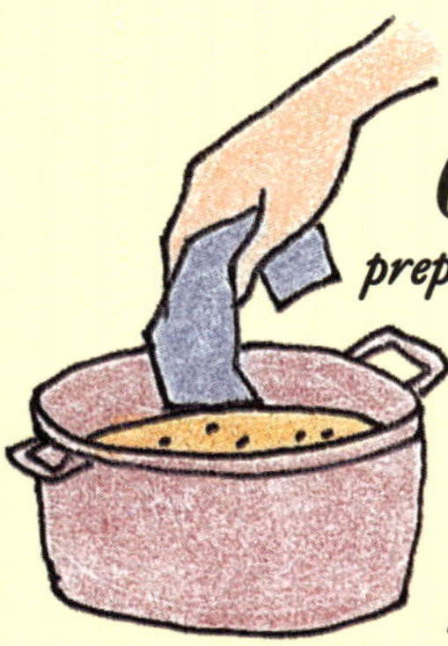

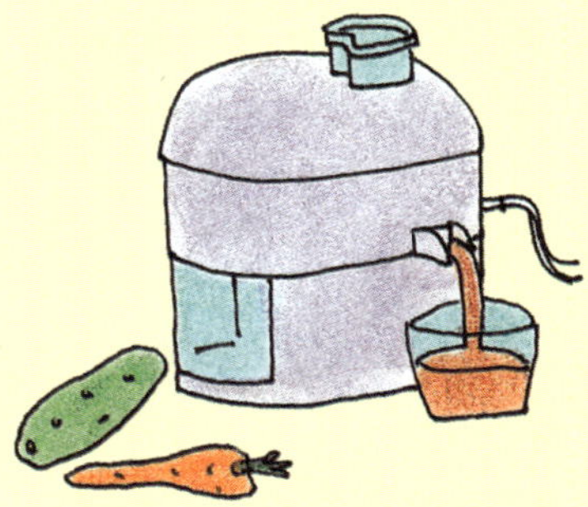

6. *Mojar una compresa con el preparado de milenrama y aplicar sobre la zona donde se encuentren los barrillos. Mantener aplicada la compresa de milenrama durante quince minutos. Hay que humedecerla cada vez que se enfría.*

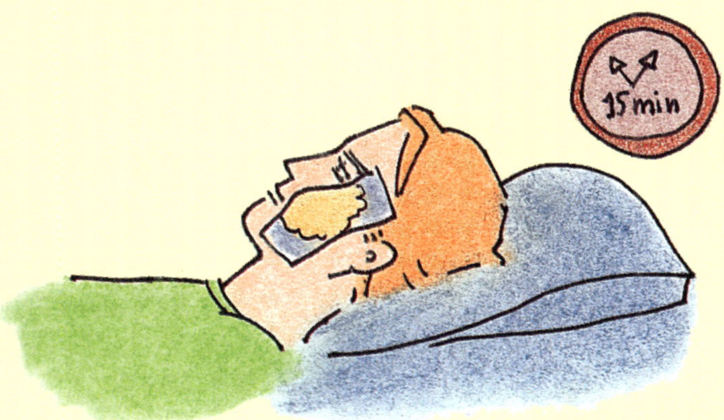

7. *Terminar con otro lavado de la cara con agua y limón.*

Conseguir dientes blancos y fuertes

Alternar estos dos remedios o practicar uno de ellos cada semana.

Se necesita: *bicarbonato o sal, 100 gramos de tormentilla (consuelda roja), un cazo, 100 gramos de cincoenrama (pie de Cristo), una cucharadita de polvo de salvia, un dentífrico natural.*

1. *Lavarse los dientes con bicarbonato o con sal durante dos días previamente. No aplicar el bicarbonato durante mucho tiempo porque produce efectos nocivos. La sal es excelente y refuerza las encías.*

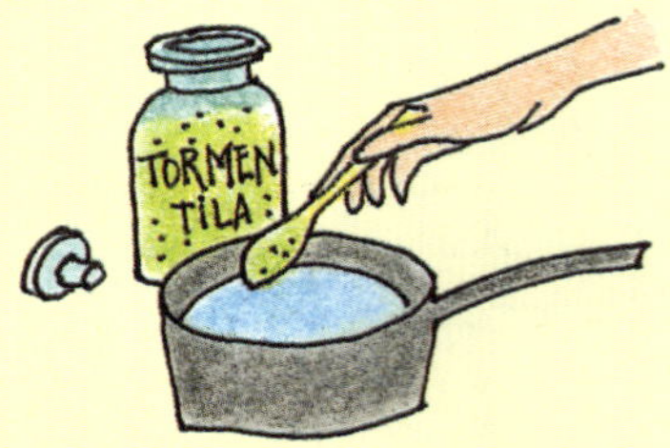

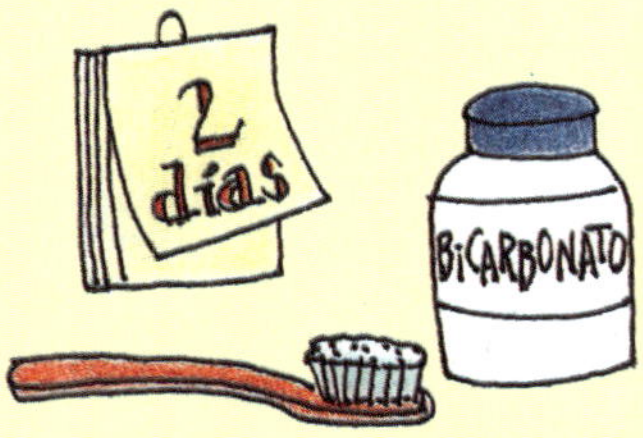

2. *Introducir 100 gramos de tormentilla, también llamada consuelda roja, en un litro de agua. Llevar a ebullición, cocer a fuego lento durante cinco minutos y después retirar.*

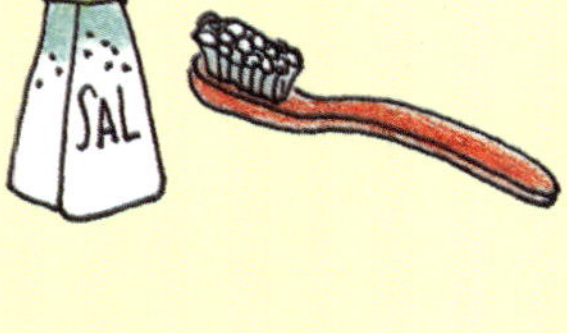

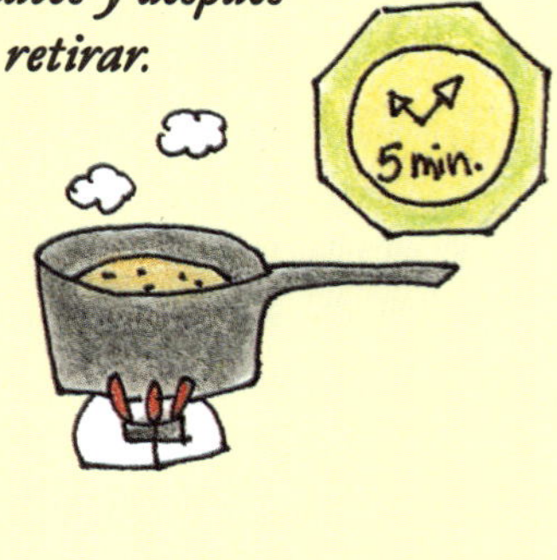

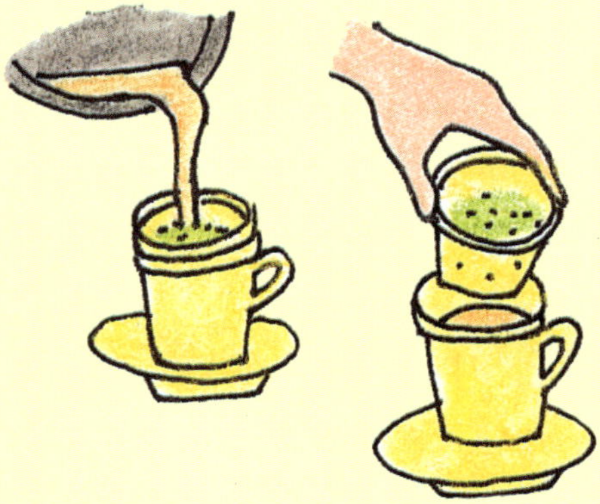

3. Dejar enfriar y colar. Hacer gárgaras y enjuagues de los dientes con la infusión.

4. Alternar este remedio con el de cincoenrama. Poner 100 gramos de cincoenrama, o pie de Cristo, en un litro de agua fría. Llevar a ebullición y cocer a fuego lento durante cinco minutos.

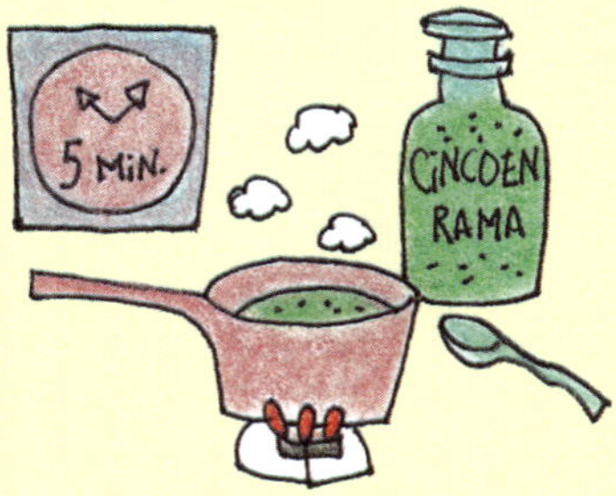

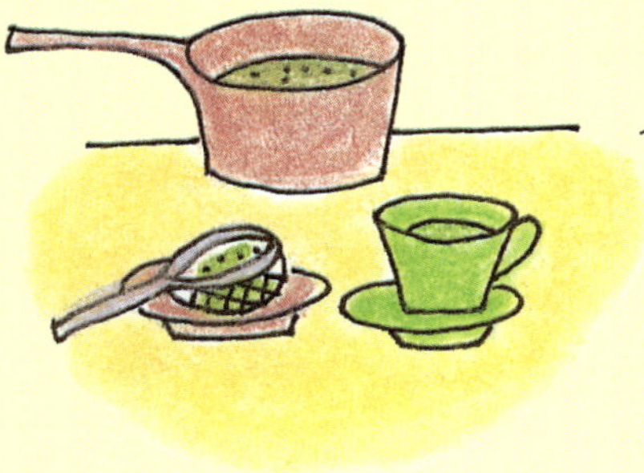

5. Dejar enfriar y colar. Hacer gárgaras y enjuagues de los dientes con la infusión.

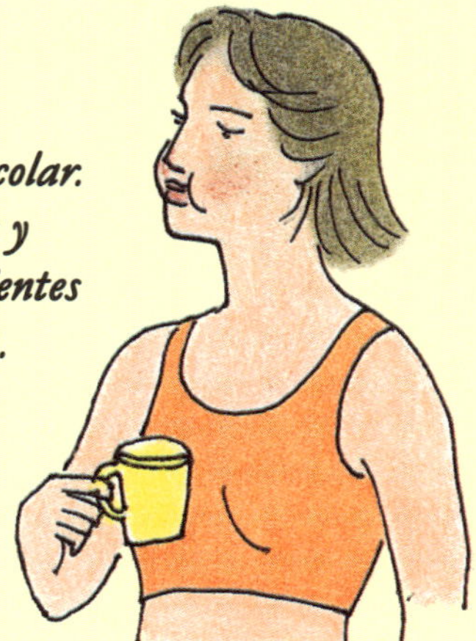

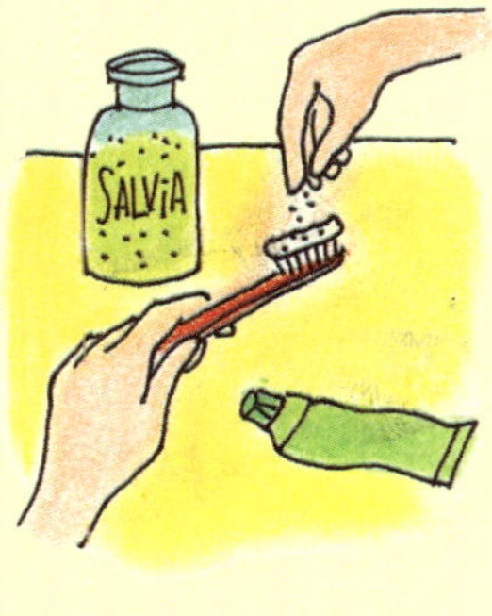

6. En los dos casos, terminar la operación limpiándose los dientes con un dentífrico natural o con polvo de salvia aplicado sobre el dentífrico. Si se utiliza lo último, no usar el bicarbonato porque termina erosionando el esmalte de los dientes.

Raíz de cohombrillo contra las asperezas y las manchas de la piel

Las manchas de la piel pueden tener diversos orígenes, por lo que si existe alguna duda sobre sus causas es conveniente consultar con un especialista, sobre todo si se notan molestias o producen picores.

Se necesita: una piedra pómez, raíz de cohombrillo amargo, un vaso de aceite vegetal.

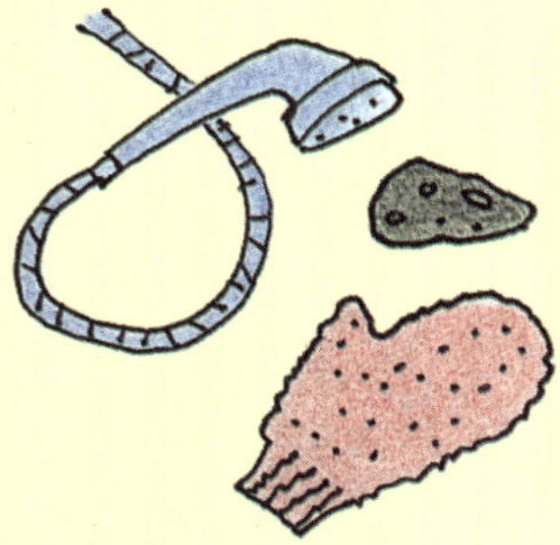

1. Lavarse frecuentemente. En el caso de las asperezas, pasar por ellas una piedra pómez antes de ducharse. Darse un masaje suave con una manopla por todo el cuerpo.

2. La raíz de cohombrillo amargo, seca y pulverizada, sana estas asperezas de la piel y extirpa las señales negras y las manchas del rostro.

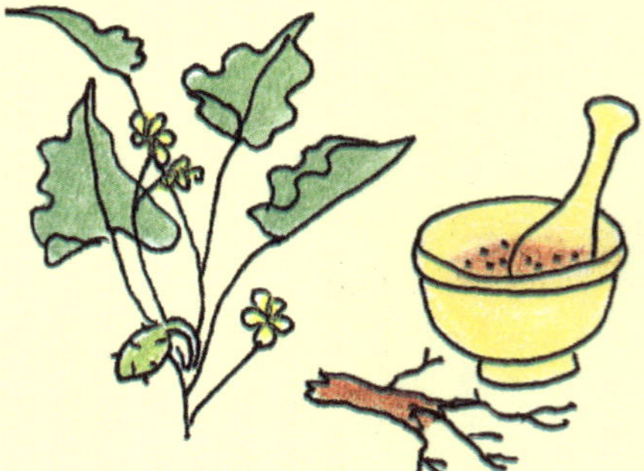

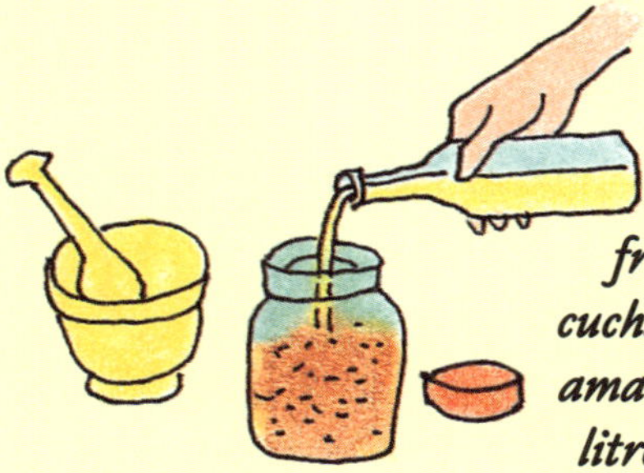

3. *Preparar el aceite en un frasco de cristal. Añadir dos cucharadas de cohombrillo amargo en un cuarto de litro de aceite. Dejar reposar durante unos días, sin que llegue a pasar una semana.*

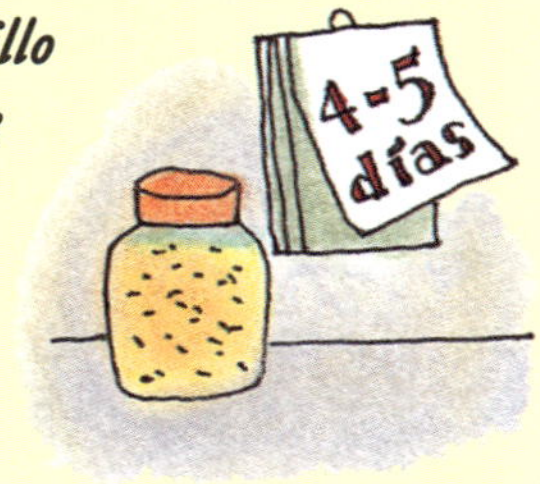

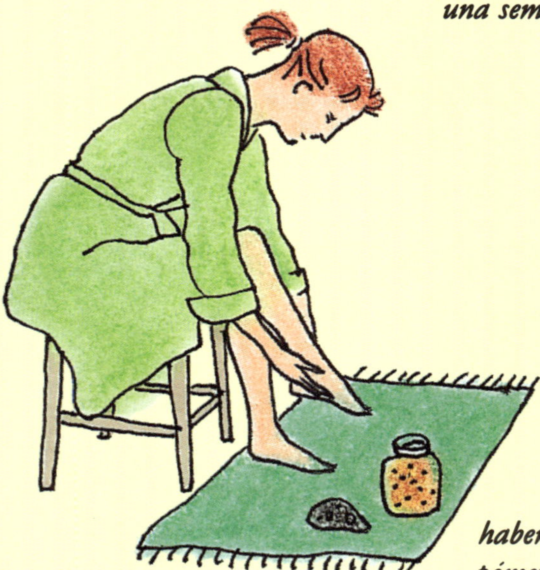

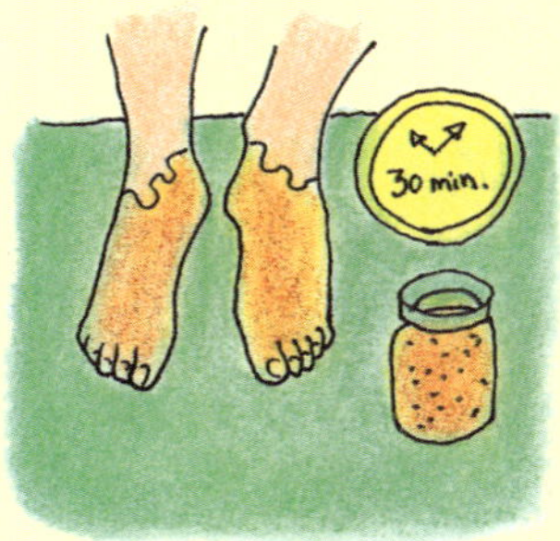

4. *Después de haber utilizado la piedra pómez, aplicar el aceite sobre las asperezas y cubrir las manchas. Dejar una media hora y después lavar suavemente con agua tibia.*

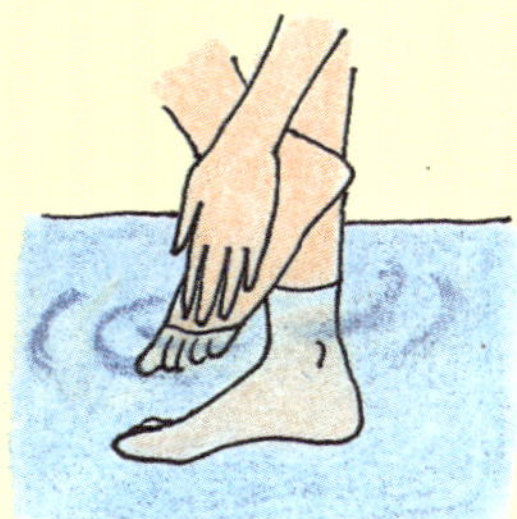

5. *No aplicar este remedio más de una vez por semana e interrumpir al cabo de un mes.*

6. *Tirar el aceite restante y comenzar de nuevo después de un tiempo. Si se observan rojeces en la piel, consultar con un especialista.*

Manzanilla para dar brillo al cabello rubio

La abuela no recomendaría nunca cambiarse el color del cabello, sino mostrar el propio lo más sano y brillante posible.

Se necesita: ***un cazo, 100 gramos de flor de manzanilla, medio litro de alcohol de 96°, 30 gramos de agua de colonia.***

1. *Llevar medio litro de agua hasta el punto de ebullición, apagar el fuego y añadir 100 gramos de flor de manzanilla. Esto producirá una infusión muy concentrada.*

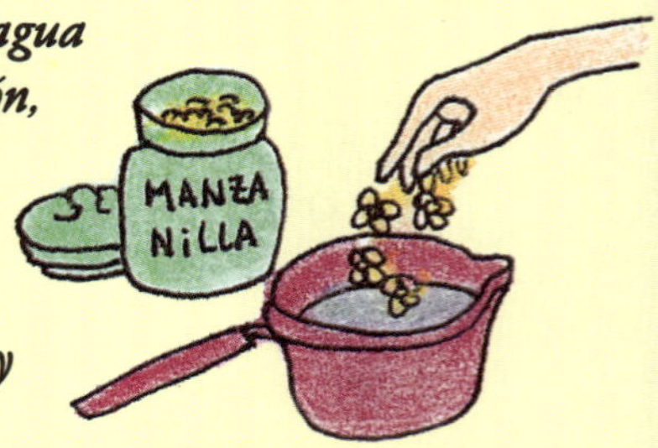

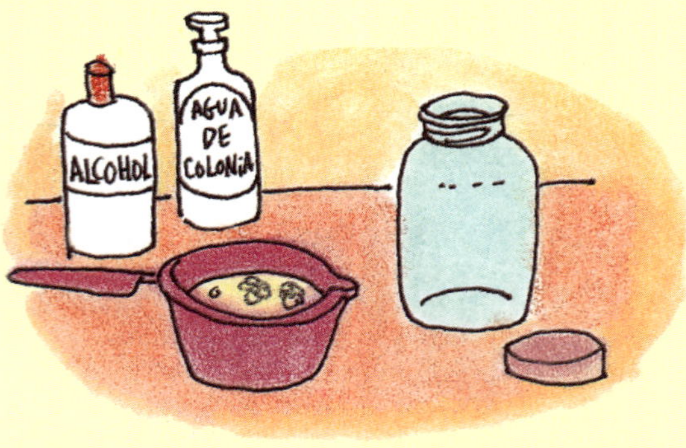

2. *Fabricar una loción con medio litro de alcohol, medio litro de agua, 100 gramos de flor de manzanilla y 30 gramos de agua de colonia.*

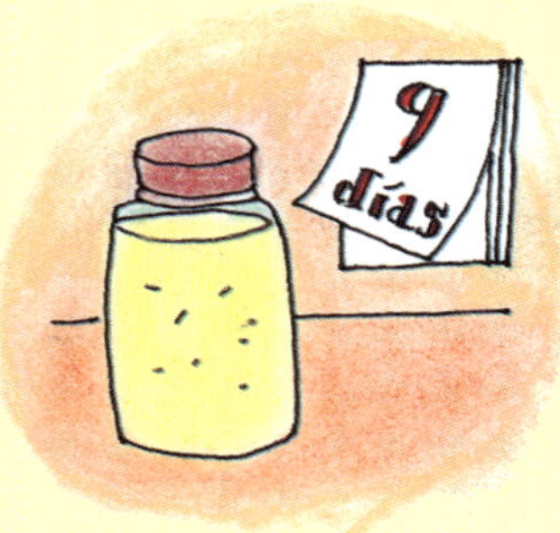

3. ***Dejar macerar durante nueve días. Remover todos los días esta composición o bien agitarla durante un minuto.***

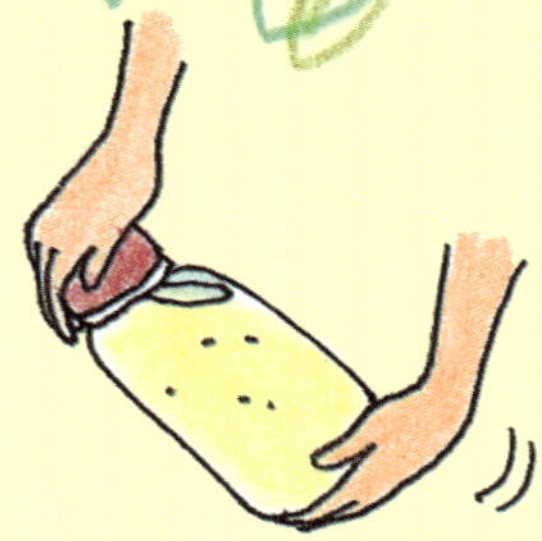

4. ***Aplicarse la loción realizando primero un masaje en el cuero cabelludo que active la circulación sanguínea. Para ello, introducir los dedos en el pelo estirando con suavidad desde la frente hasta la nuca.***

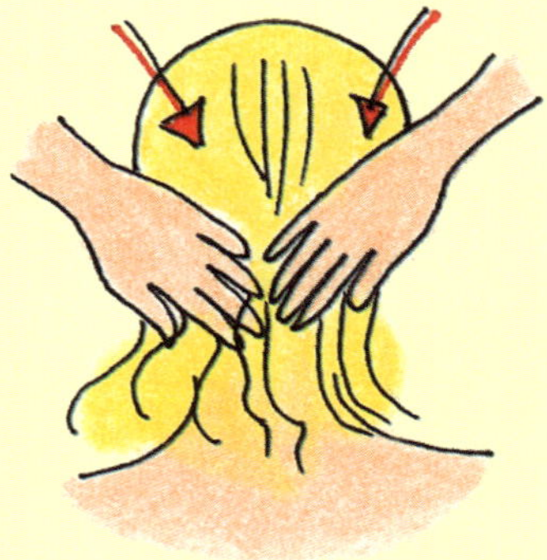

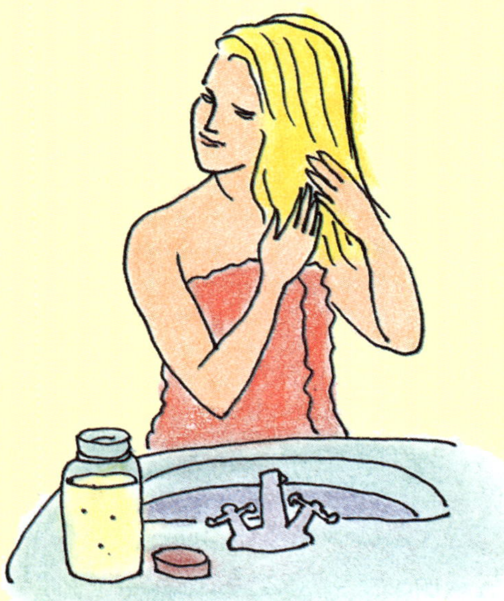

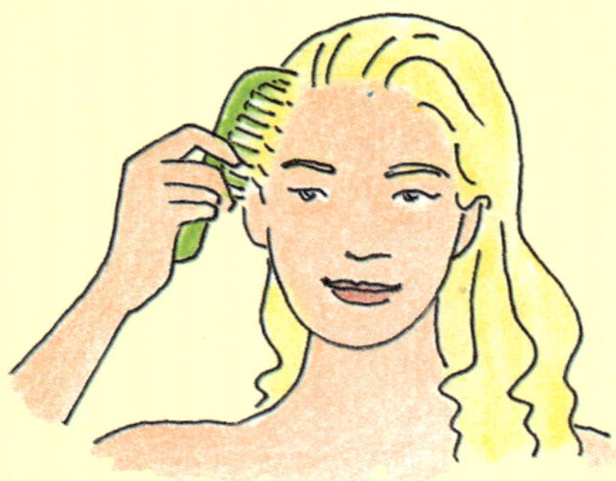

5. ***Antes de peinarse cada día, humedecerse el cabello con la loción con los dedos extendiéndola sobre las puntas. No aplicar sobre la raíz.***

6. ***No intentar cambiar el color del cabello, sino tratar de conseguir la máxima belleza del color propio. La infusión concentrada de manzanilla, combinada con un vasito de vinagre, puede aplicarse a diferentes tipos de cabellos.***

Crema de lanolina para embellecer las manos

Muchas de las cremas cosméticas actuales provocan una suavidad falsa porque no alimentan la piel para que responda a la agresión del medio ambiente.

Se necesita: ***un mortero o pote de barro, una cazuela, un batidor, 30 gramos de cera virgen, 50 gramos de lanolina, medio vasito de aceite de oliva, espliego, romero, azahar, un limón.***

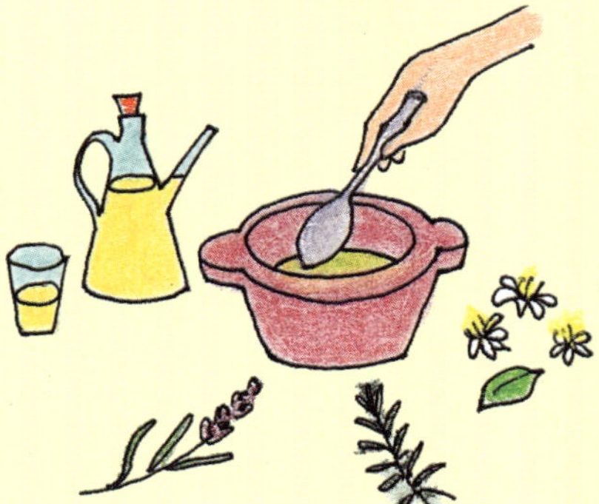

1. *En un mortero o en un pote de barro, revolver con una cuchara pequeña medio vasito de aceite con 10 gramos de espliego, 10 gramos de romero y 10 gramos de azahar. También se puede comprar aceite esencial de estos ingredientes.*

2. *En una cazuela, fundir 30 gramos de cera virgen para que se una. Remover constantemente para que no se pegue y añadir 50 gramos de lanolina.*

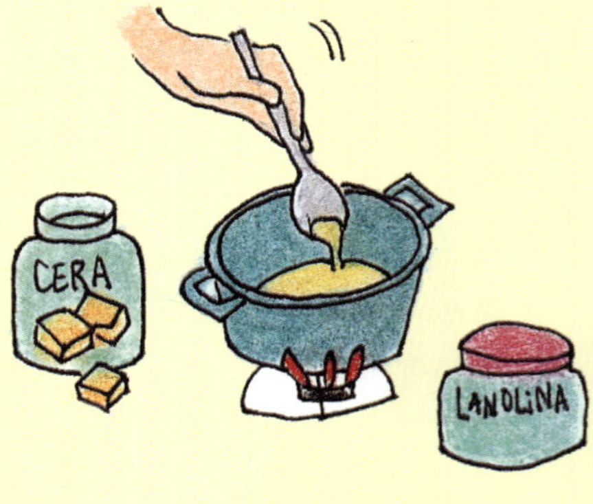

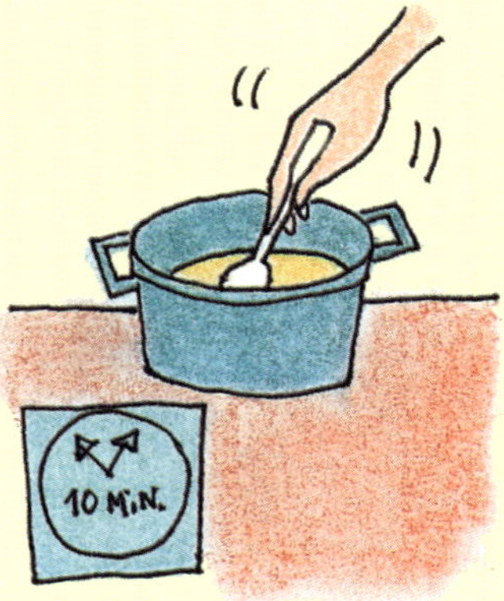

3. Apartar del fuego y dejar enfriar, removiendo de vez en cuando para que la masa continúe independiente.

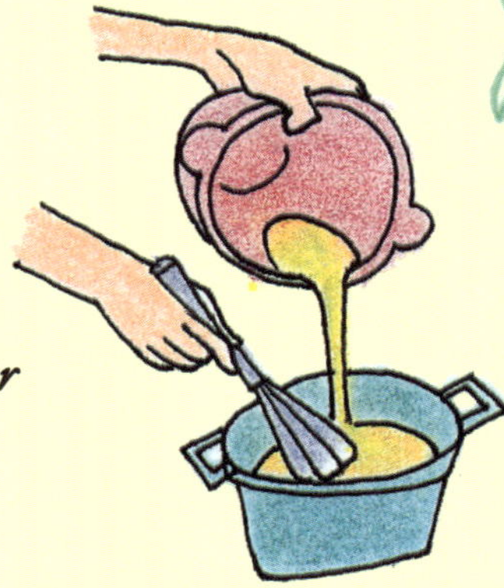

4. Después de diez minutos, cuando la masa esté tibia, unir ambas soluciones, la de la cazuela y la del pote de barro. Batir hasta crear una masa cohesionada y sin grumos.

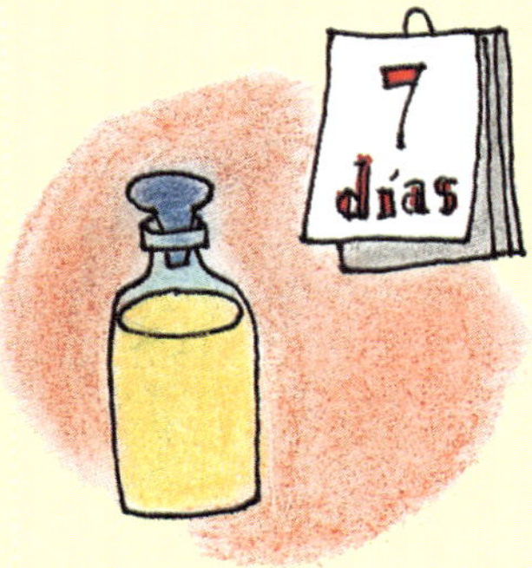

5. Introducir el compuesto en un frasco de vidrio. Mantener en lugar fresco y remover de vez en cuando durante una semana.

6. Al cabo de este tiempo, comprobar que se ha formado una crema única. En caso contrario, colar a través de un chino para obtenerla.

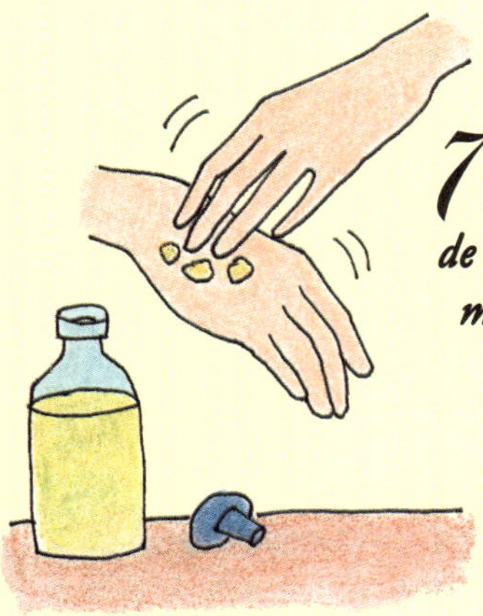

7. Poner tres gotas del preparado sobre el envés de cada mano y juntarlas extendiendo la crema al mismo tiempo que se realiza un pequeño masaje para que penetre en todos los poros.

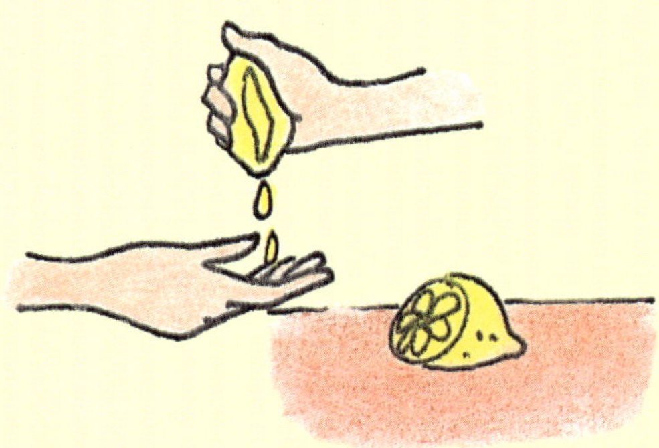

8. Cuando las manos estén bien secas, lavarlas con el jugo de un limón.

Remedio contra la caspa

Todos los remedios contra la caspa previenen la caída del cabello.

Se necesita: ***un vasito de alcohol de 96°, tres manojos de hojas secas de ortiga mayor, 50 gramos de equiseto (cola de caballo), un vaso de aceite de oliva, un limón, un champú suave.***

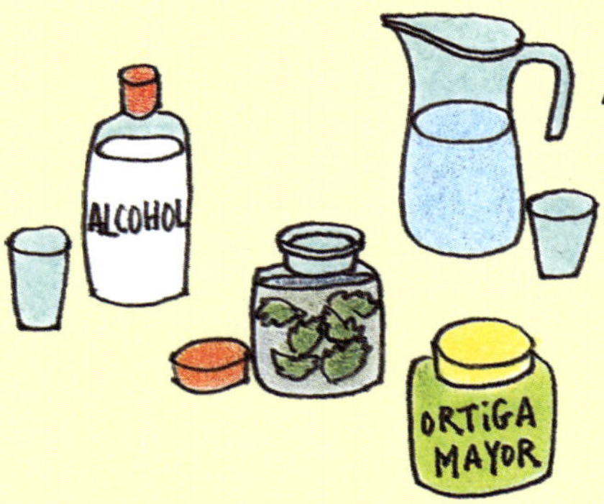

1. *Fabricar una loción de ortiga mayor: en un recipiente se echan un vaso pequeño de alcohol y otro de agua y se añaden tres manojos de hojas secas de ortiga mayor.*

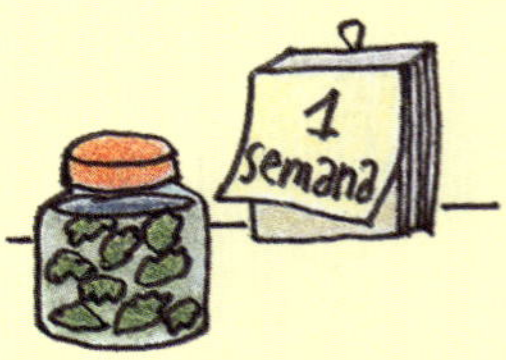

2. *Guardar este líquido durante una semana en un frasco bien tapado en lugar fresco y sin luz. La loción obtenida se aplicará al final del remedio.*

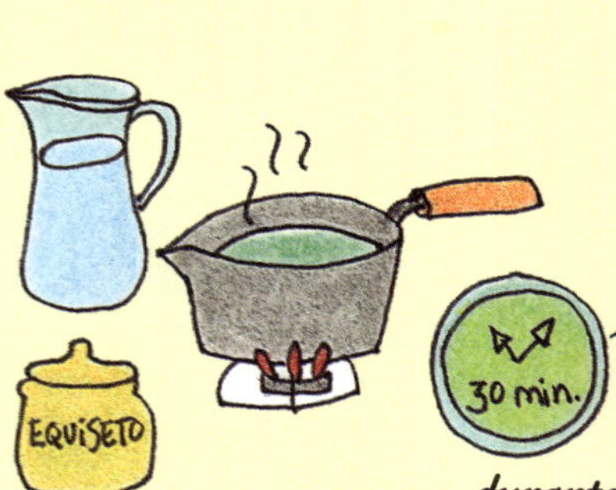

3. *En un litro de agua fría, poner 50 gramos de equiseto o cola de caballo y cocer a fuego lento durante media hora. Retirar del fuego, dejar enfriar y colar.*

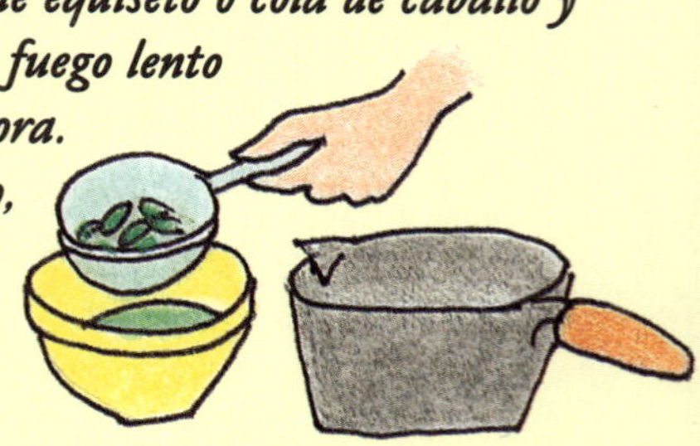

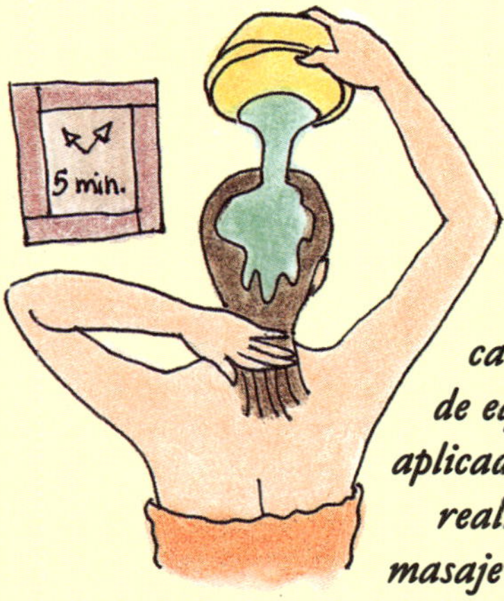

4. *Lavarse el pelo con un champú suave para el cabello y mojarse la cabeza con la solución de equiseto. Mantener aplicado cinco minutos y realizar después un masaje con los dedos mojados en aceite de oliva.*

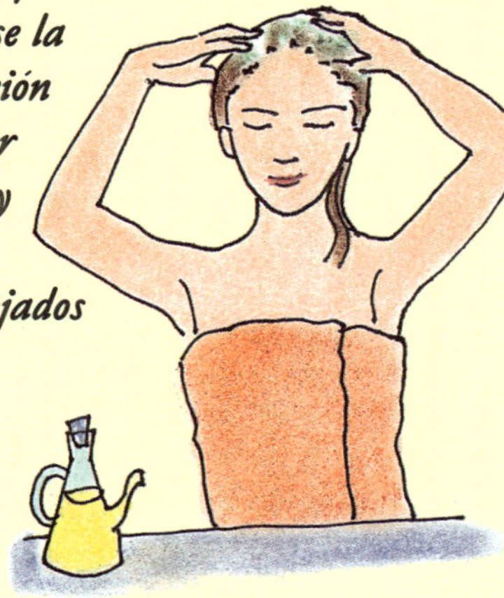

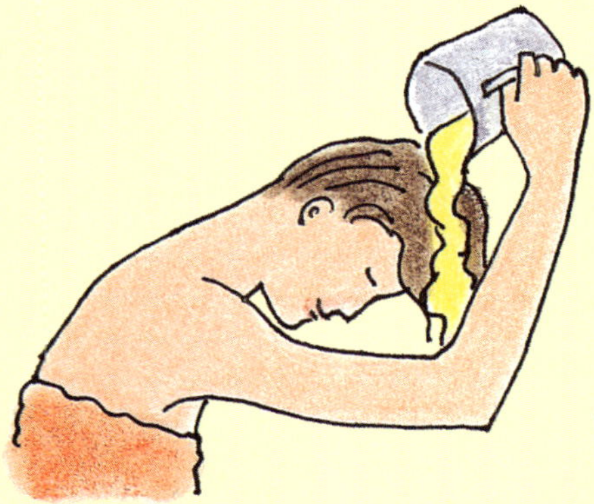

5. *Finalizar con un aclarado del cabello con zumo de limón diluido en agua.*

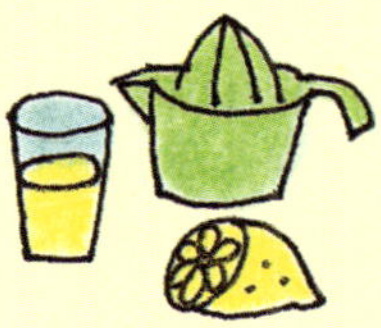

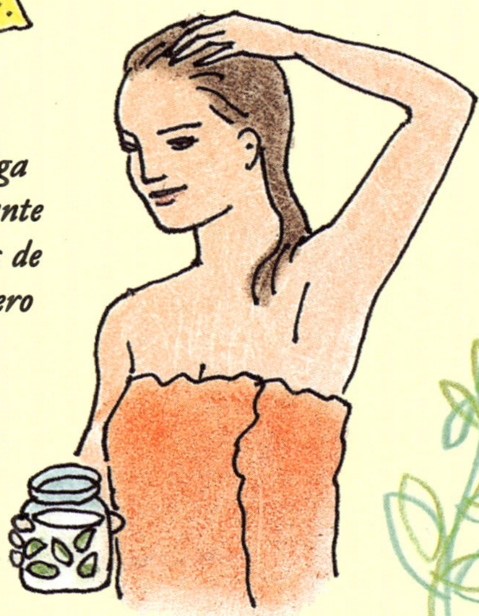

6. *Sacar el bote de loción de ortiga mayor, que se había guardado durante una semana, y aplicarse unas gotas de la loción, con los dedos, sobre el cuero cabelludo.*

7. *Lavarse frecuentemente el cabello utilizando un champú suave. No es cierto que la caída del cabello esté relacionada con el lavado excesivo de la cabeza, sino más bien al revés.*

Mascarilla de patata para aclarar la piel

El remedio es aplicable a manchas y restos de antiguas quemaduras. Se trata de una vieja receta que se preparaba habitualmente con leche y que dejaba «bellos pómulos de leche y miel».

Se necesita: ***una olla, una batidora, una patata, dos cucharadas de miel, medio yogur natural, aceite esencial de agua de rosas, una infusión sudorífica.***

1. *Cocer en una olla con poca agua una patata nueva con piel para evitar que pierda sus propiedades.*

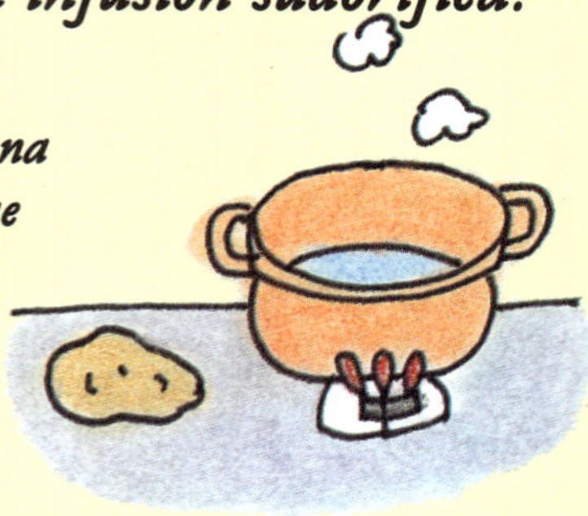

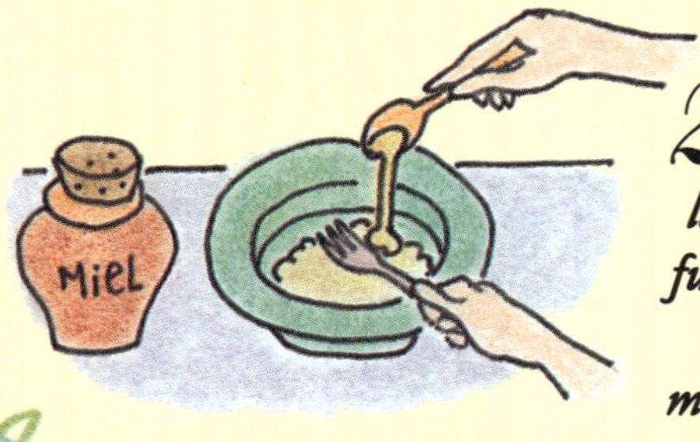

2. *Cuando se pueda clavar un tenedor en la patata casi sin hacer presión, apagar el fuego. Sacar la patata y pelarla. Aplastarla con un tenedor hasta formar un puré mientras se agregan dos cucharadas de miel.*

3. *Unir esta mezcla con medio yogur y batir hasta obtener una pasta uniforme.*

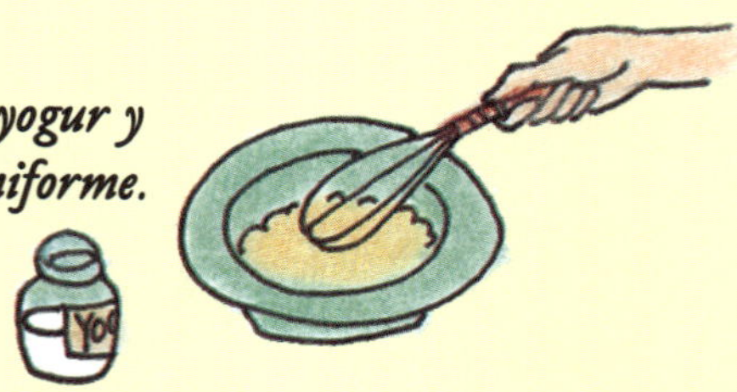

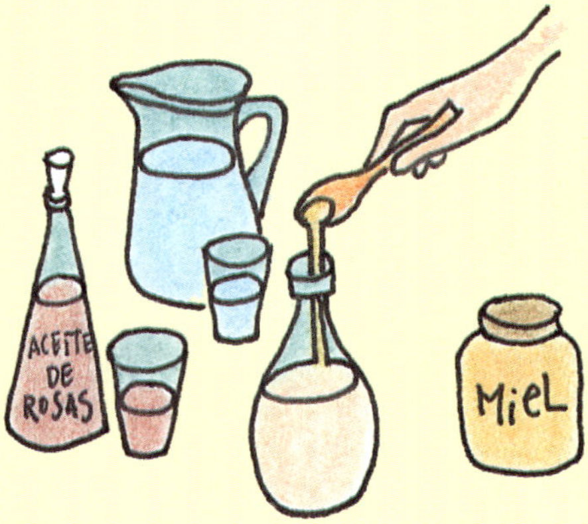

4. Disponer una loción de agua de rosas elaborada con aceite esencial de rosas. Añadir dos cucharadas de miel por un vaso de aceite esencial y otro de agua.

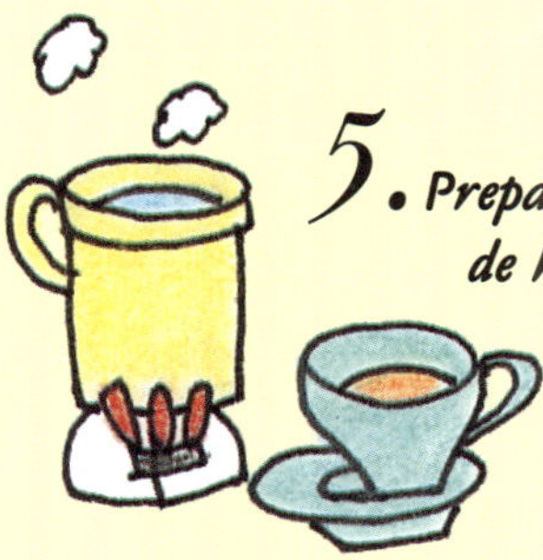

5. Preparar una infusión sudorífica de hisopo o poleo menta.

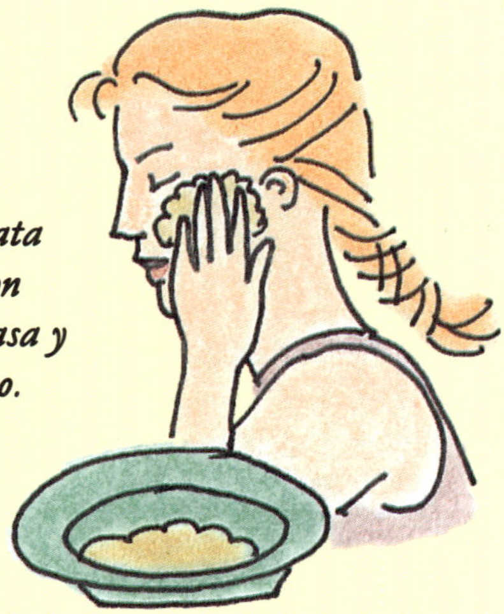

6. Aplicar la mascarilla de crema de patata sobre toda la cara o sólo sobre la zona con manchas durante media hora. Pasear por casa y realizar algún tipo de quehacer doméstico. Tomar la infusión sudorífica.

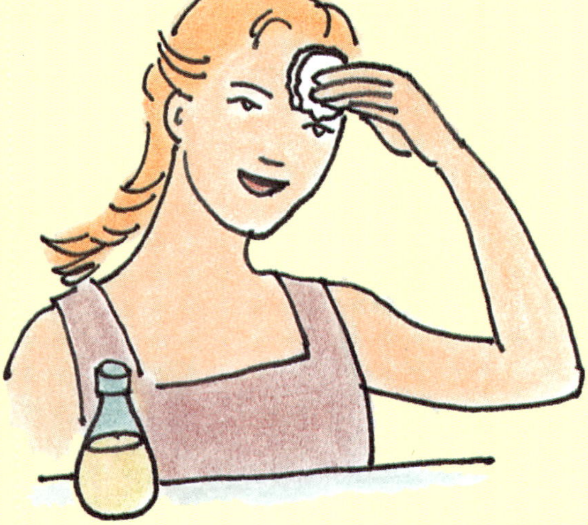

7. Enjuagarse y limpiarse el cutis con la loción hidratante de agua de rosas.

Remedio para pestañas y cejas débiles

Muchas veces el exceso de rimel provoca que las pestañas se vuelvan débiles. Este cosmético no debe aplicarse continuamente. Si se observa la caída frecuente de pestañas mientras se aplica el remedio, pensado para reforzarlas, es necesario descansar unos días.

Se necesita: ***una cazuela, una cucharadita de romero, una de salvia, una de manzanilla.***

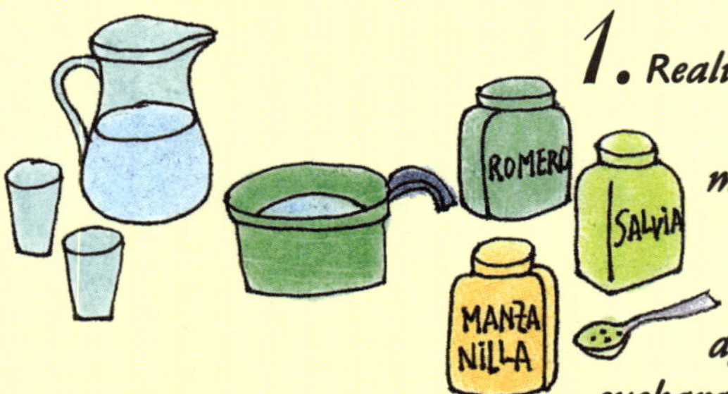

1. *Realizar una cocción de romero, salvia y manzanilla. Para ello, introducir en una cazuela dos vasos de agua fría y añadir una cucharadita de romero, una de salvia y otra de manzanilla. Llevar hasta el punto de ebullición y dejar cocer a fuego lento unos cinco minutos.*

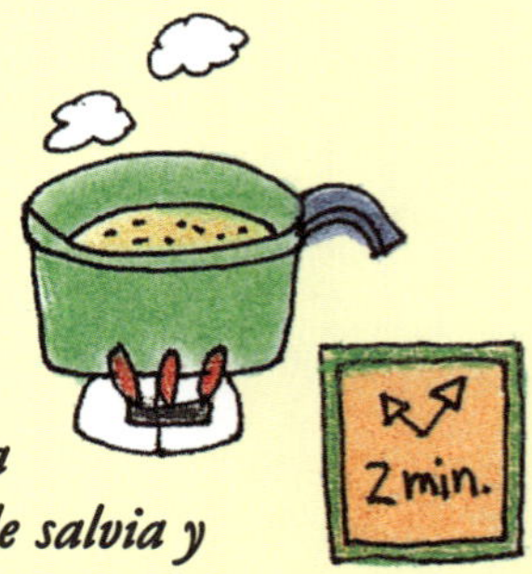

2. *Apartar y dejar enfriar.*

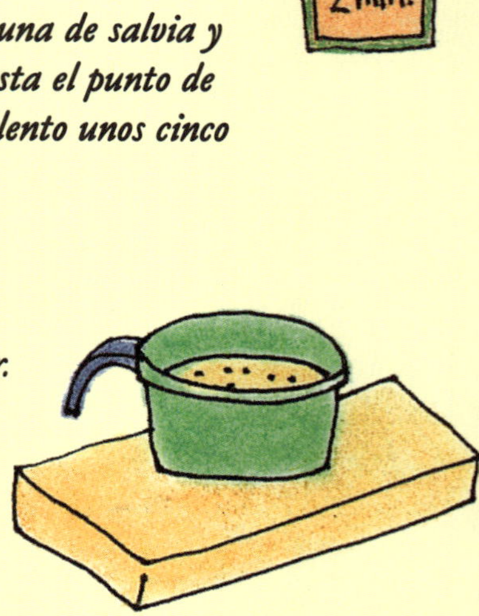

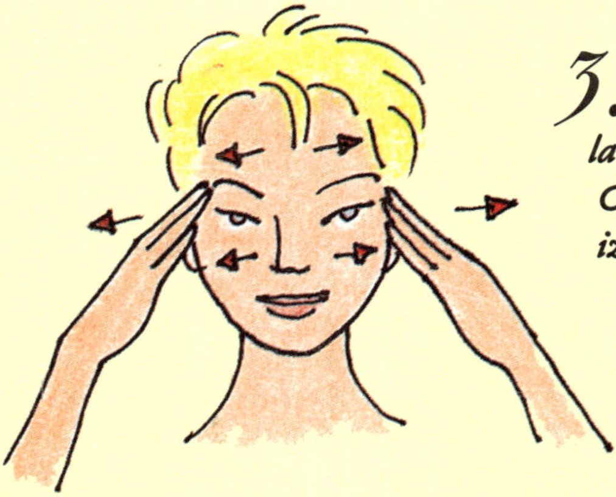

3. ***Realizar un pequeño masaje en la zona de las pestañas y las cejas. Con los dedos, estirar las sienes a izquierda y derecha, hacia atrás, de forma que los ojos queden achinados, como en los juegos infantiles. Repetir la misma operación sobre la frente y los pómulos.***

4. ***Diluir la solución en agua tibia y aplicar sobre los ojos, con la palma de la mano en forma de cuenco. También se puede mojar en la solución un pañuelo y aplicarla directamente con él.***

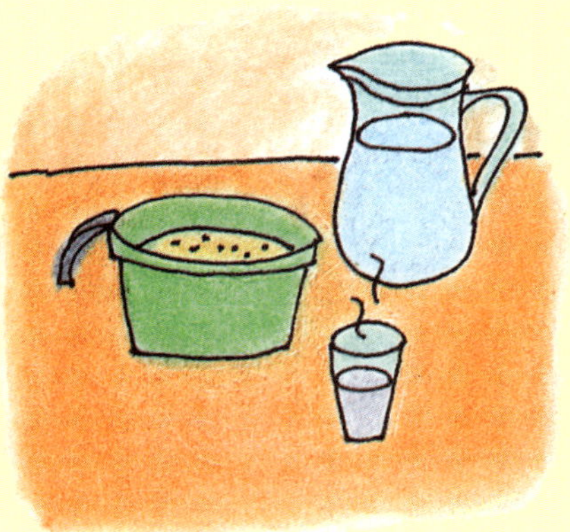

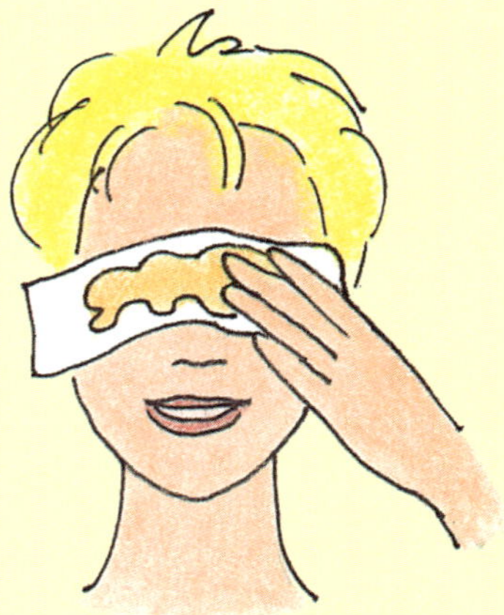

5. ***Este preparado de romero, salvia y manzanilla se puede guardar durante dos días. Se utiliza posteriormente añadiéndole un vasito de agua caliente para que esté tibio.***

6. ***Intentar no aplicar más cosméticos agresivos sobre los ojos o, en todo caso, pasar un tiempo sin utilizarlos, porque ello repercutirá beneficiosamente en su salud y su belleza.***

Mantener el pelo fuerte, sano y brillante

La obsesión por la caída del cabello puede acelerar este problema, pero también el descuido y el abandono de la higiene son fatales. Hay que desterrar la idea de que lavarse el cabello con frecuencia hace que se caiga. Es al contrario.

Se necesita: ***un yogur natural, una cucharadita de manzanilla, una de raíz de bardana, una de romero, savia de abedul (opcional).***

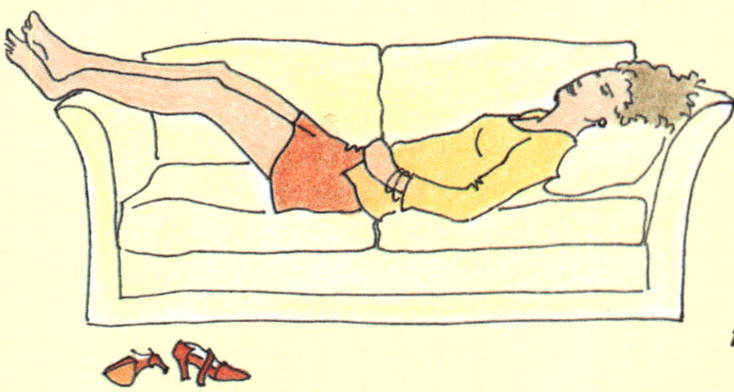

1. Un ejercicio previo, recomendable sobre todo si se tiene un trabajo en el que se debe permanecer de pie, es tumbarse en un sofá, sólo cinco minutos, y dejar reposar la cabeza, levemente inclinada, a una altura inferior a la que estén situados los pies.

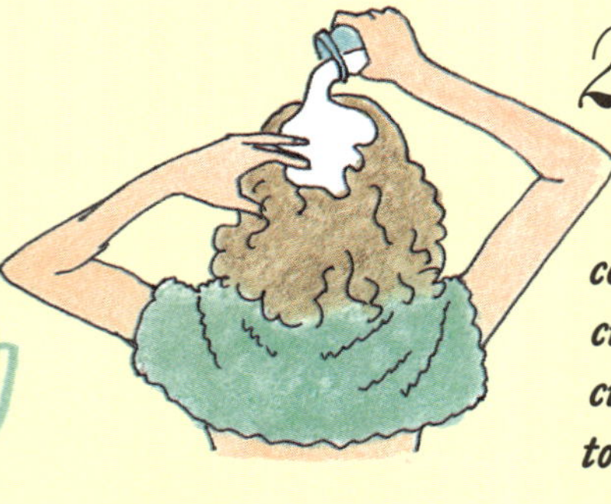

2. Derramar sobre la cabeza el contenido de un yogur y extenderlo con las manos por todo el cuero cabelludo. Se puede cubrir la cabeza con una toalla para evitar el goteo del yogur.

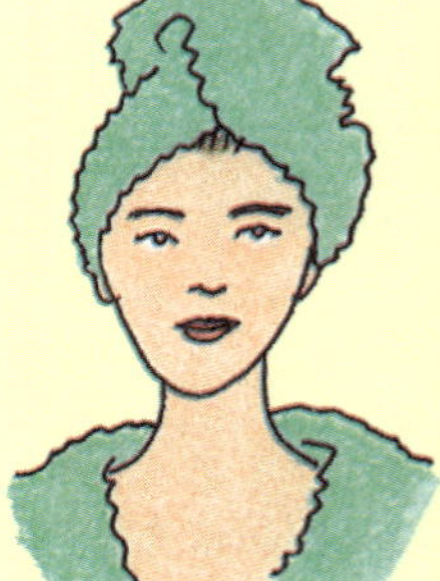

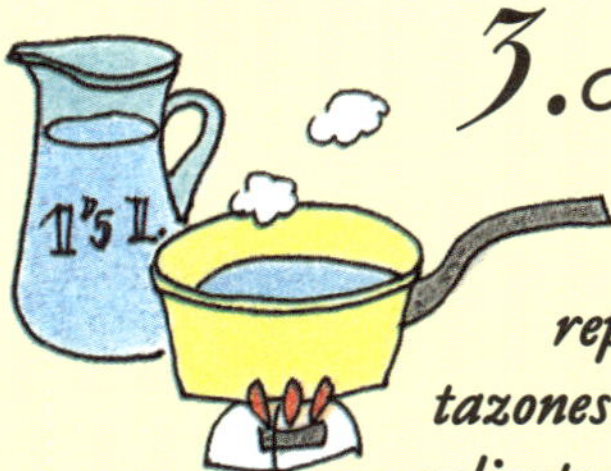

3. Con el yogur extendido sobre el pelo, llevar litro y medio de agua hasta el punto de ebullición y apartar del fuego. Dejar reposar un momento. Dividir en tres tazones. Echar en una medio litro de agua caliente y una cucharada pequeña de manzanilla, en otra una cucharadita de raíz de bardana y en la tercera una infusión de romero.

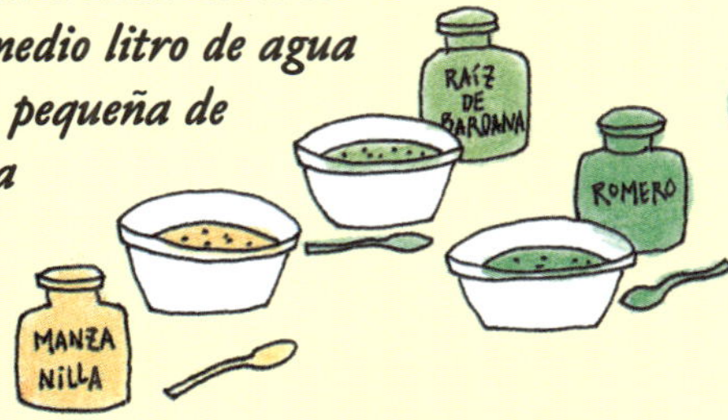

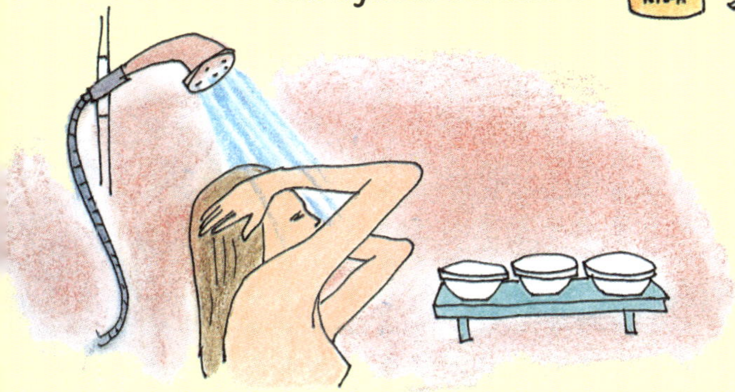

4. Meterse en la ducha y hacerse unas friegas en el cuero cabelludo. Aplicar sucesivamente las tres infusiones preparadas.

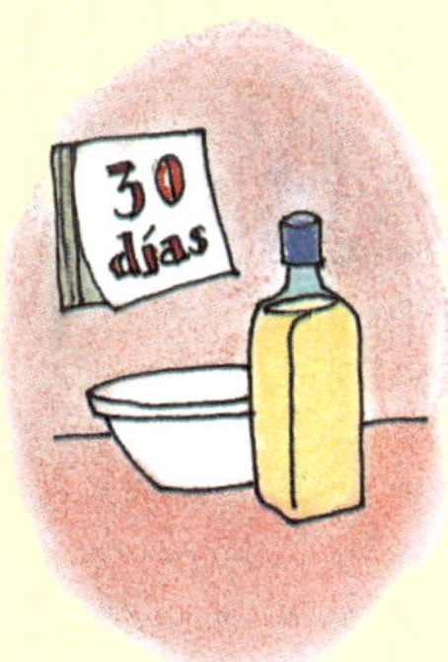

5. No utilizar champú ni acondicionador para el cabello. Se pueden guardar las infusiones en frascos durante un mes y así se evita el realizar todos los preparativos cada vez.

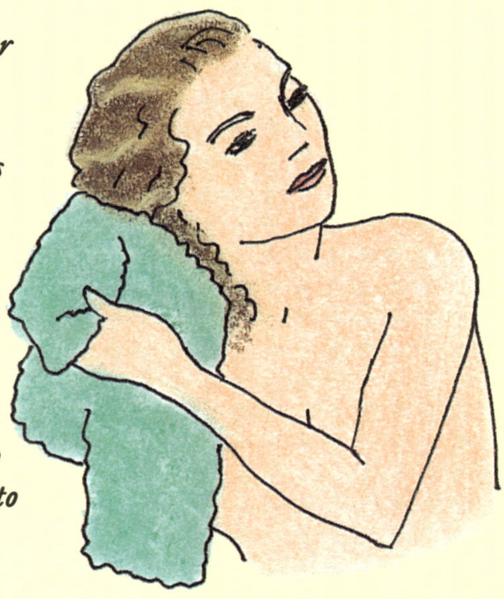

6. Lavarse y secarse con una toalla. Es aconsejable no utilizar el secador, o en todo caso hacerlo con el cabello mojado y dejarlo levemente húmedo, nunca llegando a secarlo totalmente. Se puede alternar este tratamiento con friegas de savia de abedul, de venta en herboristerías, una semana sí y otra no.

Remedio de alholva contra las grietas en las manos

Algunos productos nuevos utilizados para la limpieza del hogar hacen que las manos se agrieten. Hay que tener cuidado con los limpiadores que prometen milagros.

Se necesita: ***aceite de semilla de alholva (fenogreco), una cucharadita de hinojo, una cucharadita de milenrama, un pepino, un par de guantes.***

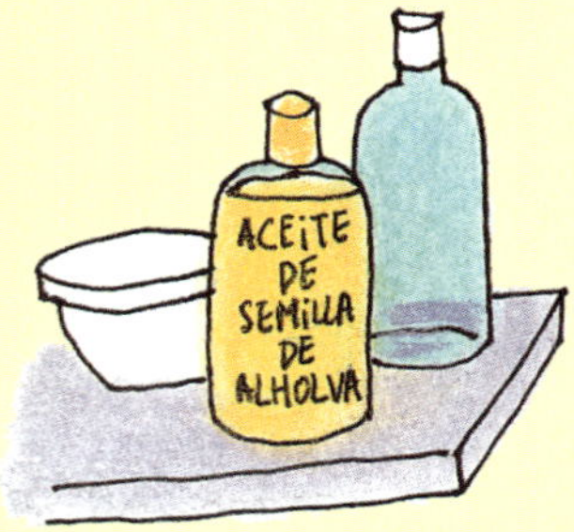

1. *Adquirir aceite de semilla de alholva o fenogreco y guardarlo. Si ello no es posible, seguir los pasos para preparar un aceite esencial que se utilizará posteriormente.*

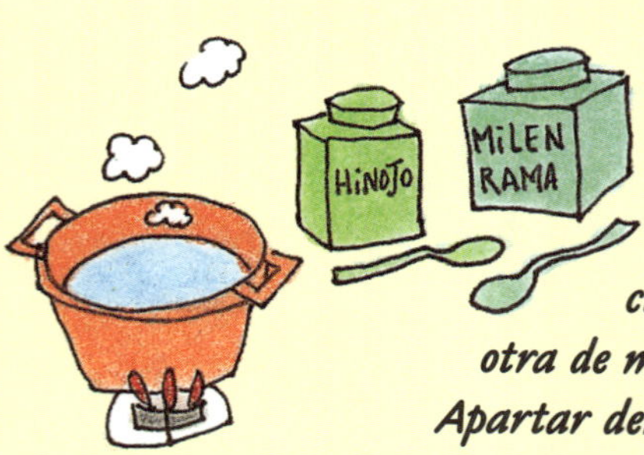

2. *Llevar agua hasta el punto de ebullición, dejar reposar y añadir una cucharadita de hinojo y otra de milenrama. Apartar del fuego y reservar cinco minutos.*

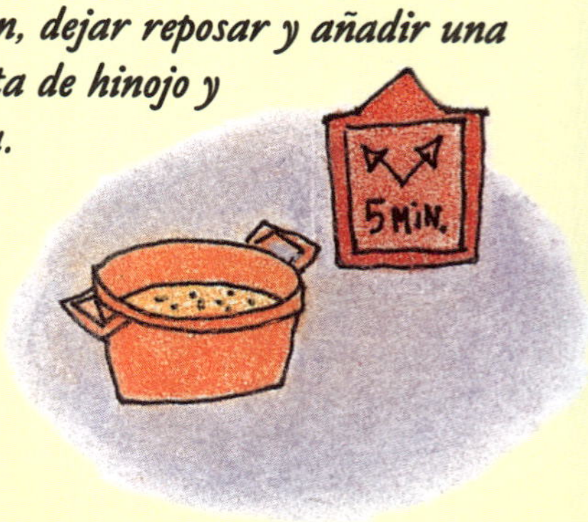

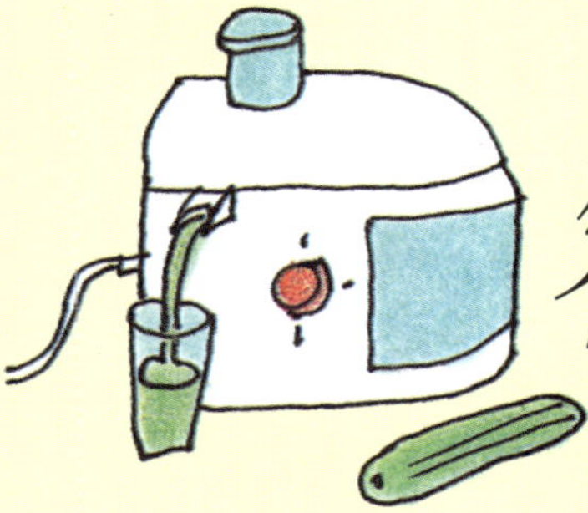

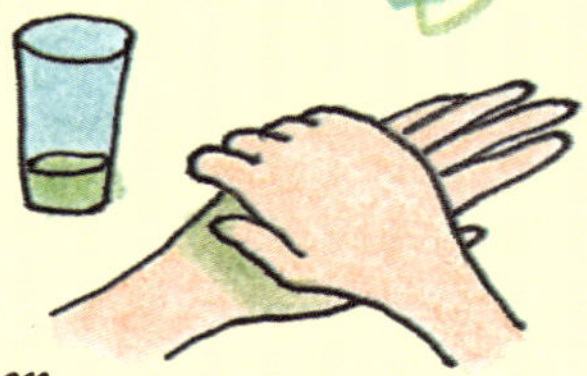

3. En ese tiempo, introducir un pepino en la licuadora y extraer su jugo. Enjuagarse las manos con el jugo del pepino mientras se practica un masaje, la una contra la otra.

4. Aplicar tres gotas del aceite de alholva sobre el envés de cada mano y extenderlo bien frotándose las manos.

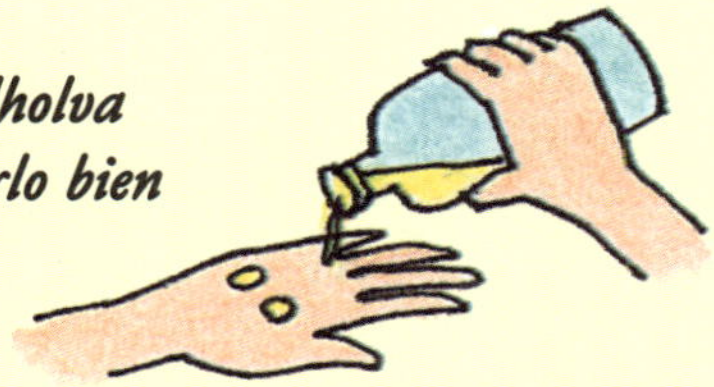

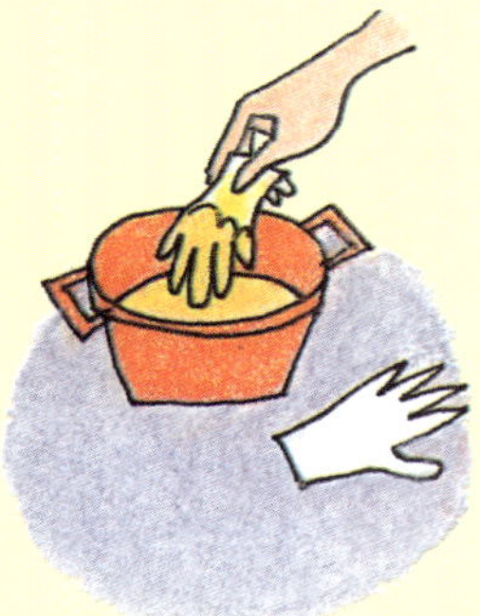

5. Mojar los guantes en la infusión tibia de hinojo y milenrama. Ponérselos en ambas manos cuando estén bien empapados. Reposar las manos media hora mientras se mantienen los guantes puestos.

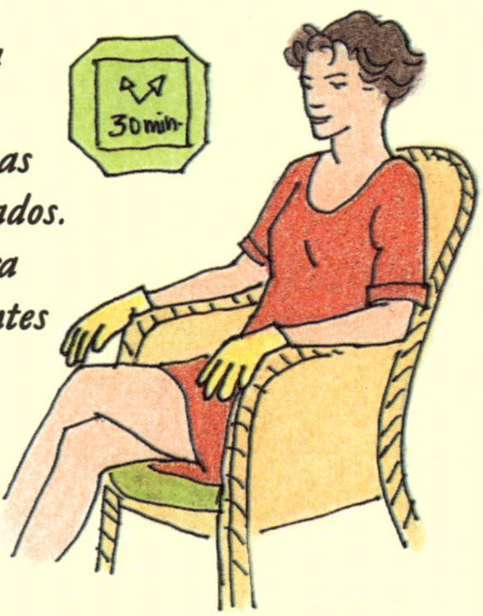

6. Al terminar, enjuagarse las manos con agua fría para que los poros queden bien cerrados.

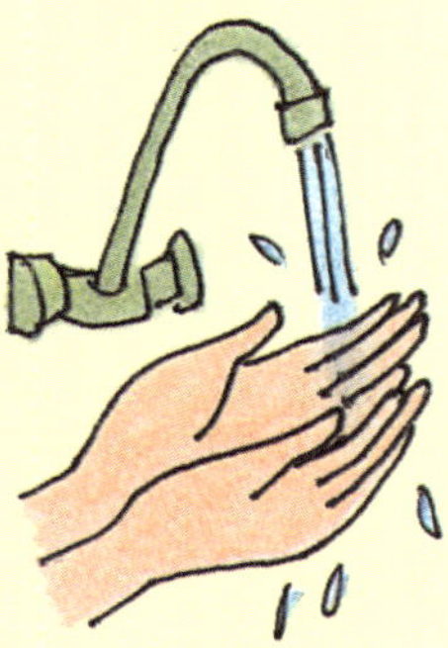

7. El aceite de alholva puede utilizarse también para las grietas en los labios pasándose por ellos con un dedo una gota del aceite.

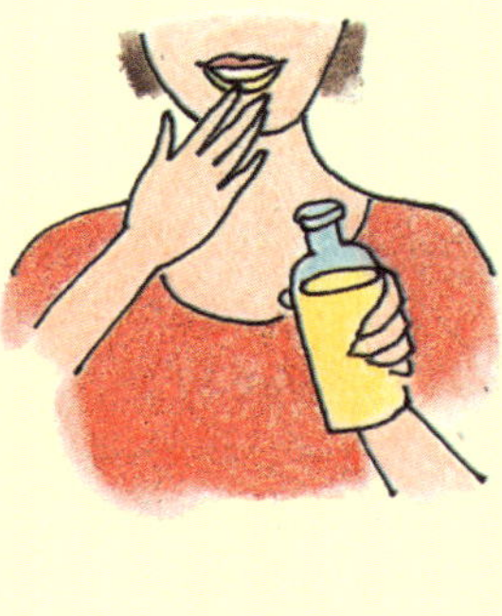

Celidonia mayor para cauterizar verrugas, callos y durezas

Normalmente, las verrugas son de naturaleza vírica y aparecen en las manos, los dedos y la cara. En los niños se muestran frecuentemente en las rodillas. Su tratamiento requiere el consejo de un especialista, un médico naturista que analice cada caso concreto.

Se necesita: ***una piedra pómez, polvo de raíz de celidonia mayor, una tisana de valeriana, una tisana de tila.***

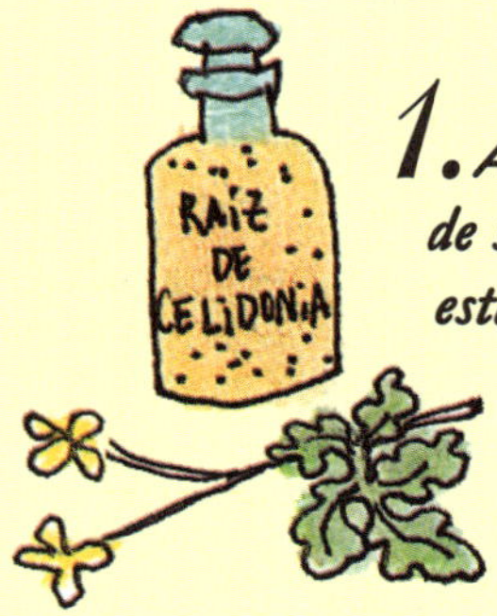

1. ***Adquirir polvo de raíz de celidonia mayor o jugo de sus tallos. Antiguamente se cortaban ramas de esta planta y se aplicaban directamente sobre las verrugas porque tienen carácter cáustico.***

2. ***Pasar una piedra pómez por los callos y las durezas antes de comenzar el tratamiento.***

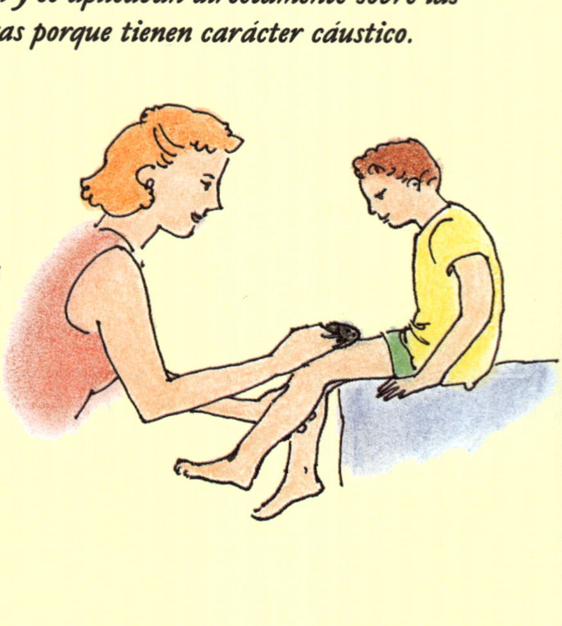

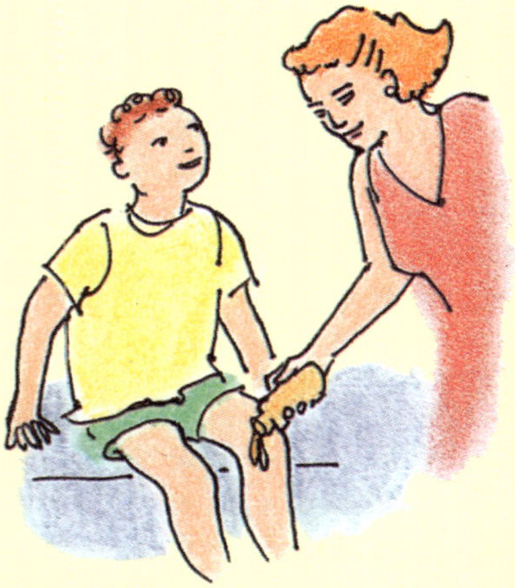

3. *Después de haber consultado con el especialista, aplicar el jugo de celidonia directamente sobre la verruga, o bien extenderlo sobre los callos y las durezas. Mantener aplicado un cuarto de hora.*

4. *Lavar con agua tibia. Procurar no tocar a otras personas u otras partes del cuerpo con la verruga porque es contagiosa.*

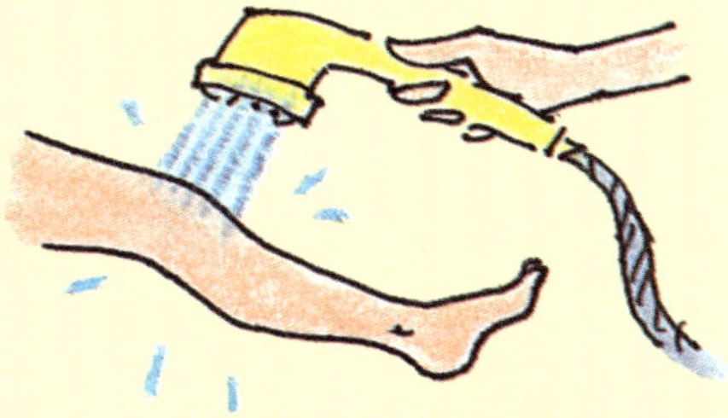

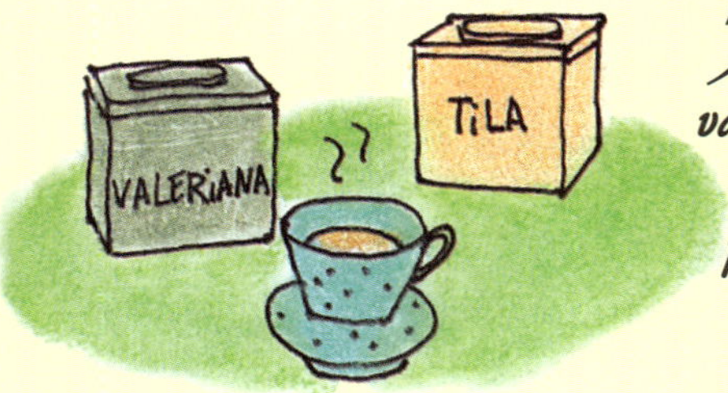

5. *Tomar durante el tratamiento tisanas de valeriana o de tila. En las afecciones por verrugas existe un alto componente psicológico, y éstas pueden llegar a desaparecer simplemente con la autosugestión.*

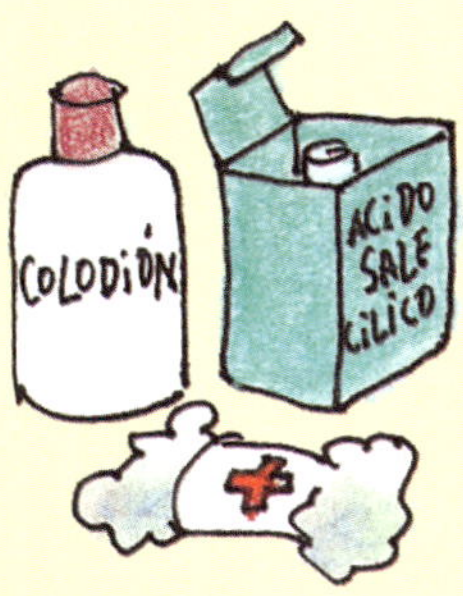

6. *Asimismo, también puede realizarse sobre las verrugas y los callos una aplicación de colodión con ácido salicílico, en consulta con un especialista.*

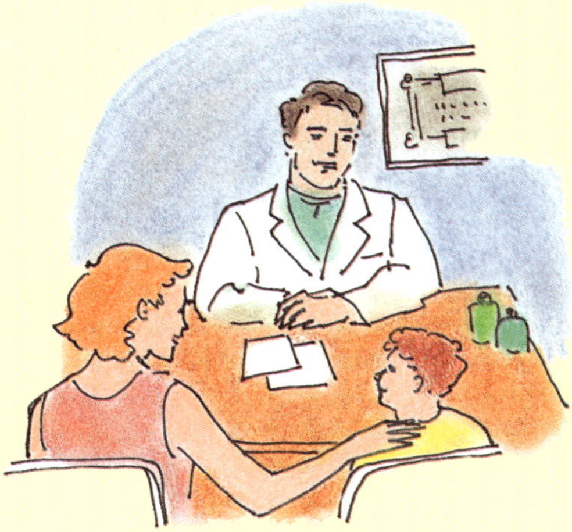

7. *Si la verruga persiste, consultar de nuevo con un especialista. Muchas verrugas desaparecen con unos ejercicios de relajación mental.*

Loción de hojas de abedul contra la caída del cabello a causa del estrés

La caída del cabello no es un problema que se pueda sanar con hierbas ni lociones milagrosas, pero la vida tranquila puede evitar la caída del pelo. Cambie de dieta, consulte con el médico y procure tener mucha tranquilidad.

Se necesita: ***una infusión de tila, una de valeriana, un vaso de alcohol de 96°, un puñado de hojas frescas de abedul, un colador.***

1. ***Durante el tratamiento, tomar diariamente una infusión de tila por la mañana y una de valeriana por la noche.***

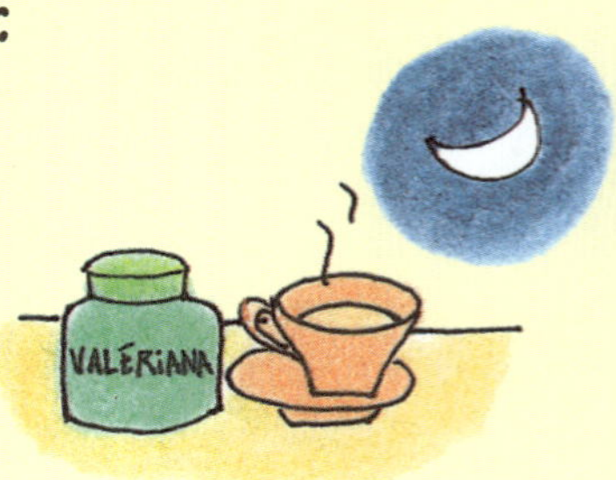

2. ***Disponer en un recipiente dos vasos de agua por uno de alcohol, al que se debe añadir un puñado de hojas frescas de abedul.***

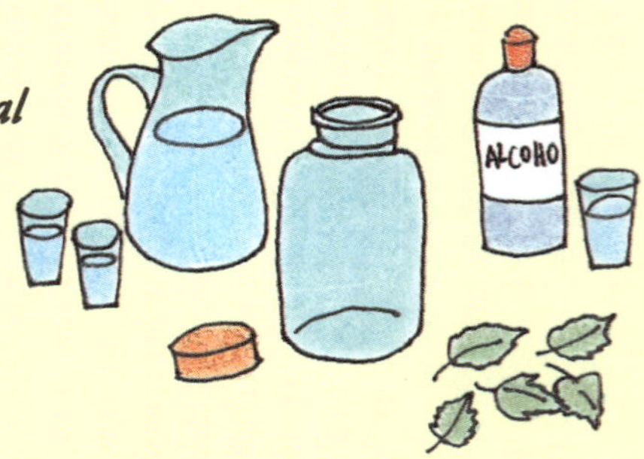

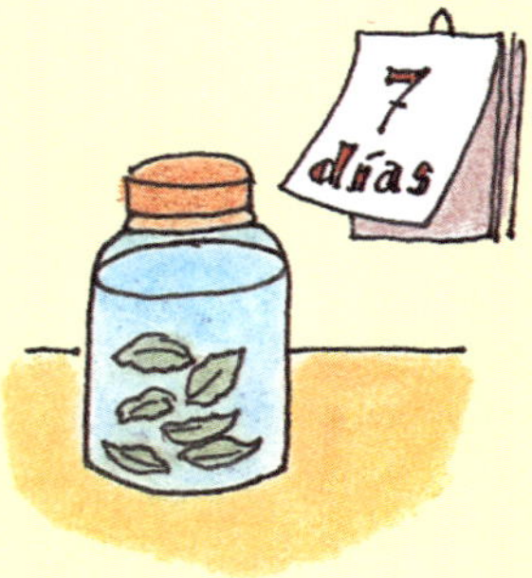

3. Tapar herméticamente y mantener una semana en reposo en un lugar fresco.

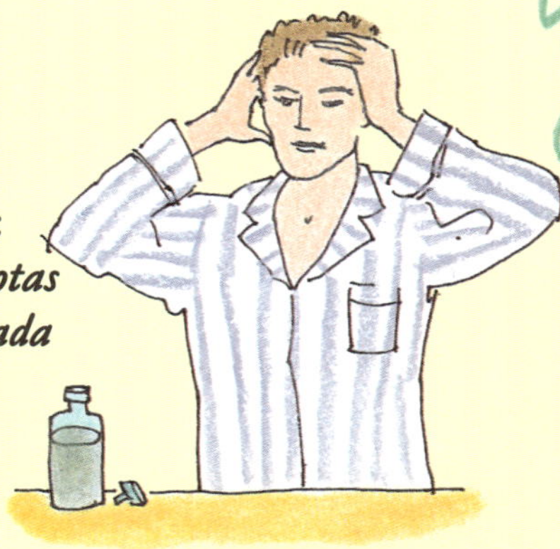

4. Sacar el líquido del frasco y colar. Aplicar con los dedos, pasando unas gotas del líquido por las raíces del cabello cada día media hora antes de la ducha.

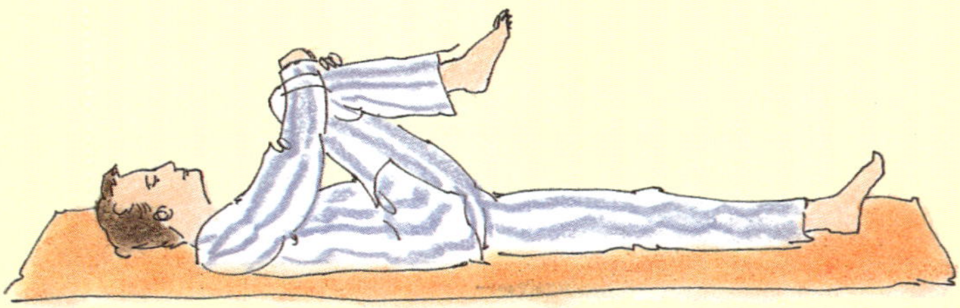

5. Seguir tomando las infusiones y realizar ejercicios de relajación durante esa media hora.

6. Ducharse con un gel de baño suave, sin combinar con otras soluciones para la caída del cabello. Secarse el pelo y aplicar de nuevo unas cuantas gotas como loción.

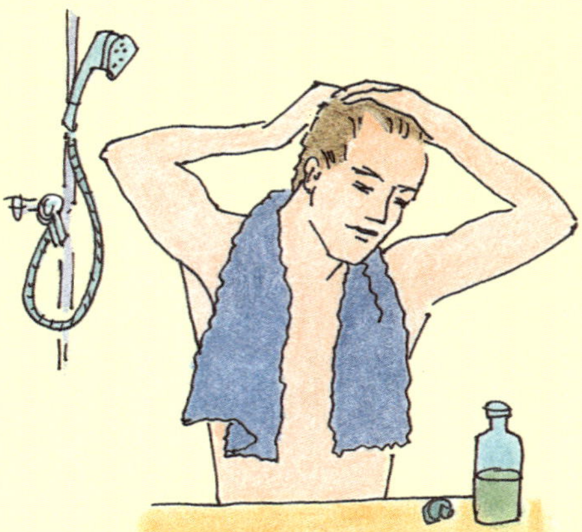

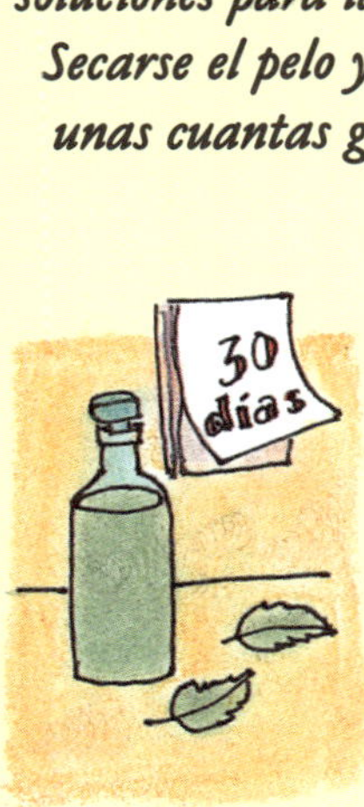

7. Este tratamiento debe seguirse durante un mes y después abandonarlo.

Labios brillantes gracias a la miel y el cacao

Los labios deben protegerse durante todo el año, del frío y del calor, pero también de las comidas fuertes. Si nuestros labios son débiles hemos de procurar no pasarnos la lengua continuamente por ellos.

Se necesita: ***un cazo pequeño, una cazuela, 25 gramos de cera de abeja, manteca de cacao, un trozo de calabaza, un vaso de miel, un mortero.***

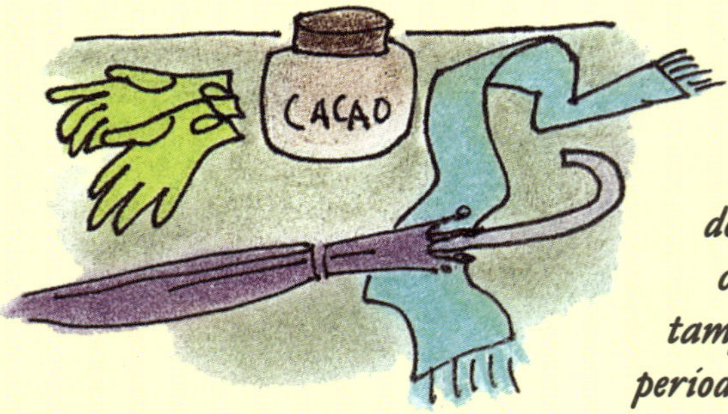

1. Durante el invierno se debe aplicar este tratamiento con mayor frecuencia, pero tampoco hay que olvidarlo en los períodos calurosos, porque en ellos los labios se resecan mucho. En invierno es más conveniente aplicar la crema de cacao y en verano la de calabaza.

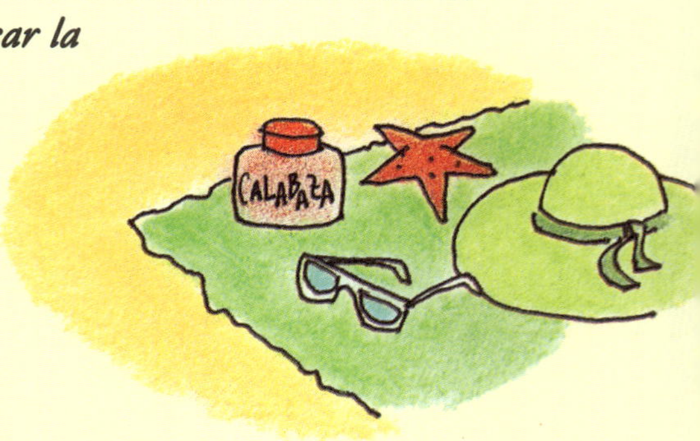

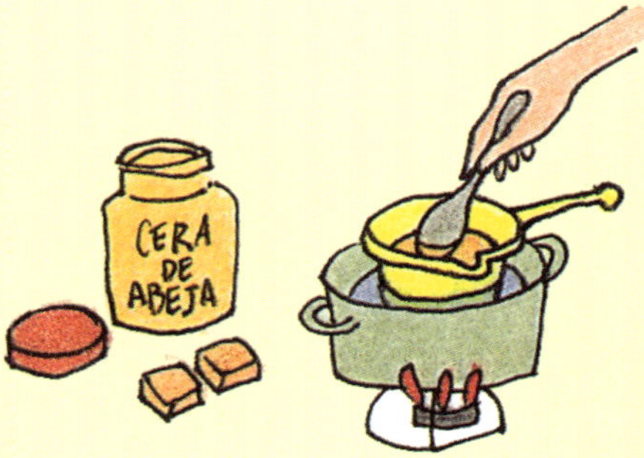

2. *Colocar 25 gramos de cera de abeja en un cazo pequeño e introducirlo en una cazuela con agua fría. Calentar a fuego lento, al baño María, mientras se remueve con una cuchara de madera para que se deshaga la cera.*

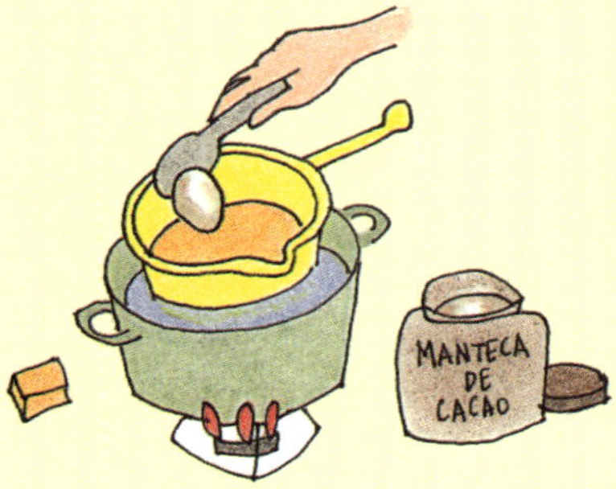

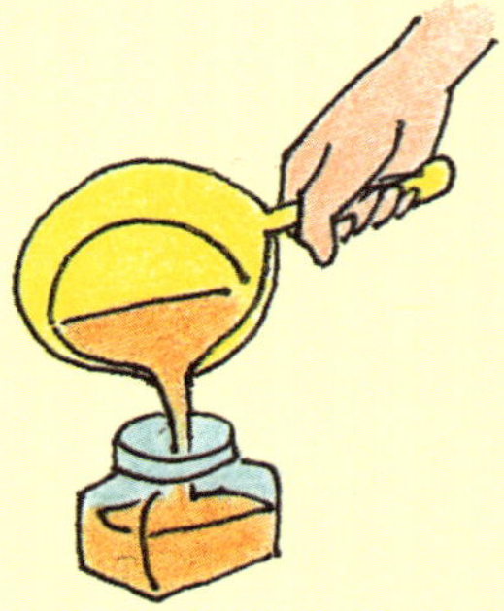

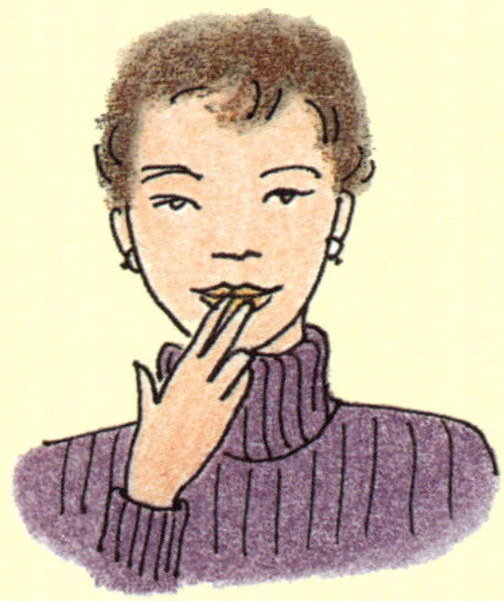

3. *Diluir en la cera la manteca de cacao hasta formar una crema y guardar en lugar fresco. Aplicar pasándola con los dedos por los labios.*

4. *Hacer la otra crema con un pedazo de calabaza y un vasito de miel. En un mortero, machacar un trozo de calabaza y mezclar con un vasito de miel líquida hasta formar una crema y guardar en lugar fresco. Aplicar pasándola con los dedos por los labios.*

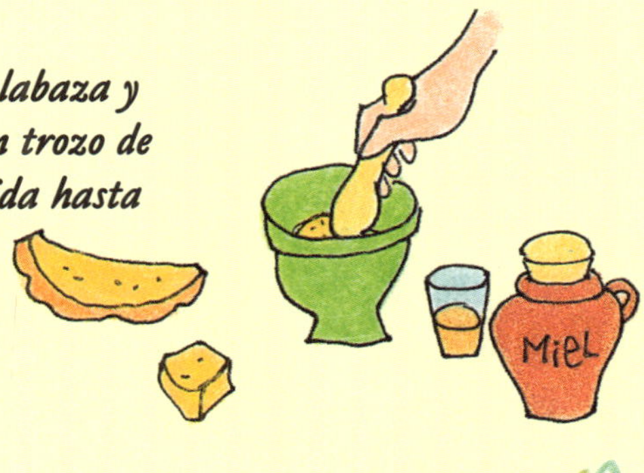

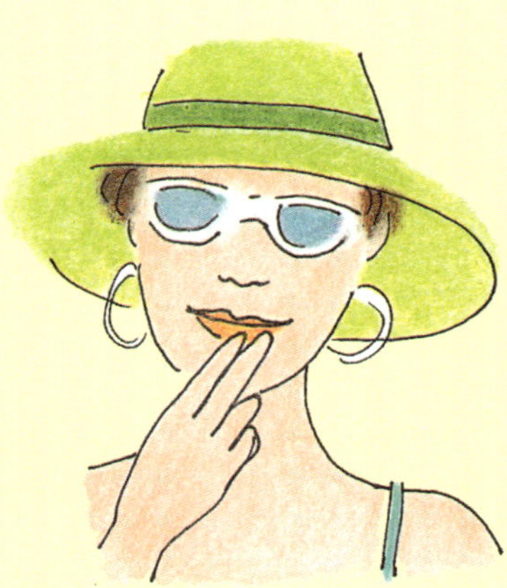

5. *Mientras la crema de cacao protege del frío, la de calabaza abrillanta y refuerza los labios frente a la insolación.*

Perejil para abrillantar y embellecer el cabello

A veces, un remedio fácil y accesible soluciona mejor los problemas que otros sistemas más sofisticados.

Se necesita: ***dos cucharaditas de perejil, un peine de púas grandes, un vasito de vinagre, un champú suave.***

1. Lavarse frecuentemente el cabello con un champú suave. Como ya hemos dicho en otras ocasiones, no es cierto que la caída del cabello esté relacionada con el lavado de la cabeza, sino más bien al revés.

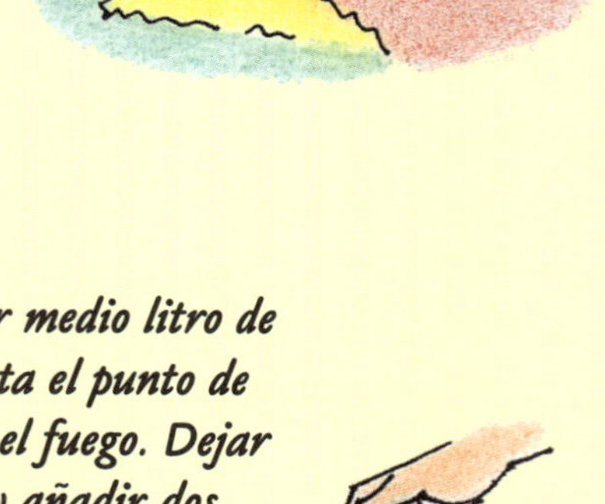

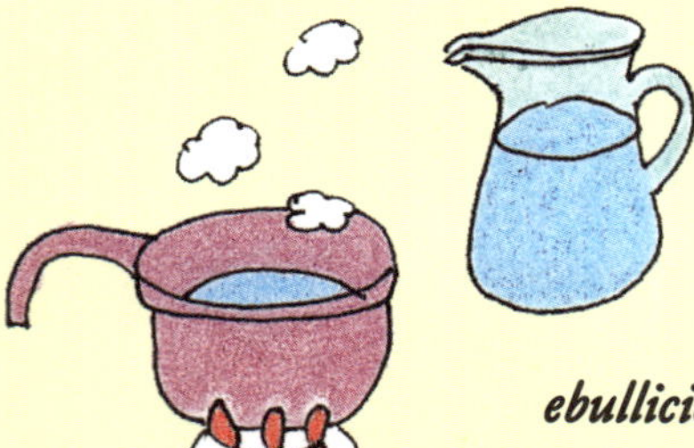

2. Llevar medio litro de agua hasta el punto de ebullición y apagar el fuego. Dejar reposar un momento y añadir dos cucharadas pequeñas de perejil.

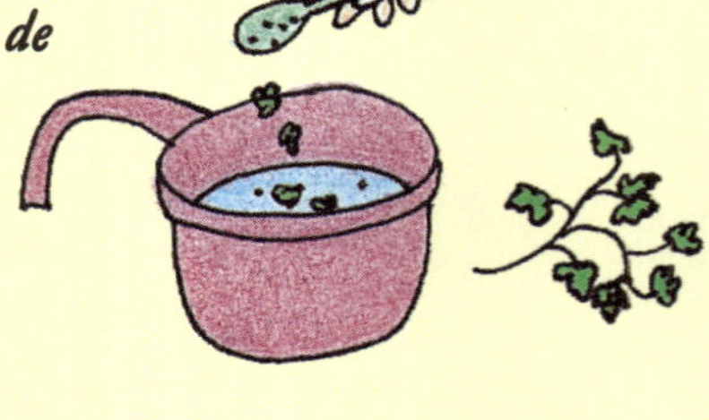

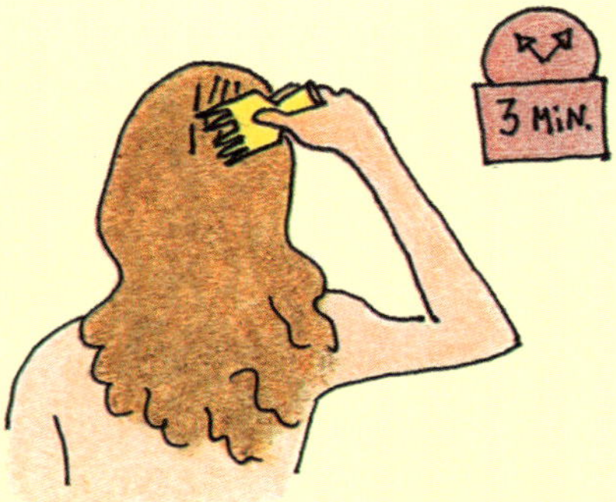

3. Mientras se enfría, pasarse un peine de púas grandes por el cabello realizando un pequeño masaje en el cuero cabelludo. Hacer este ejercicio durante unos tres minutos. No presionar en exceso sobre la piel.

4. Añadir un vaso pequeño de vinagre a la infusión de perejil y diluirlo removiendo la solución.

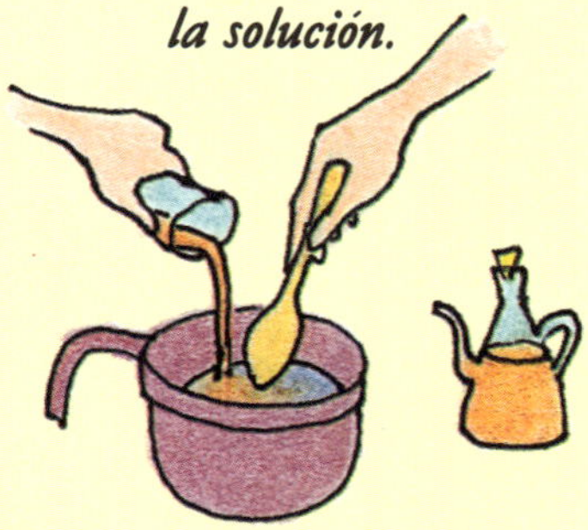

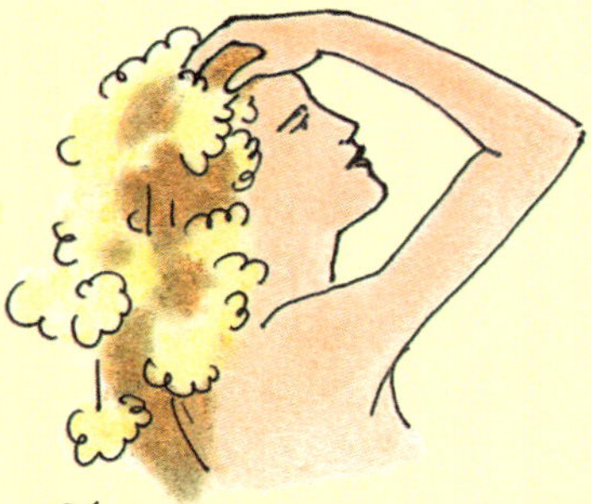

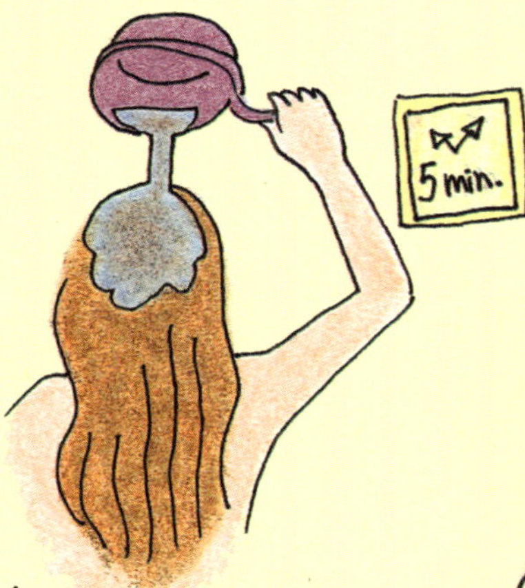

5. Lavarse la cabeza con un champú suave. Con el cabello húmedo, dejar caer la infusión de perejil sobre el cabello y mantenerla durante cinco minutos en él.

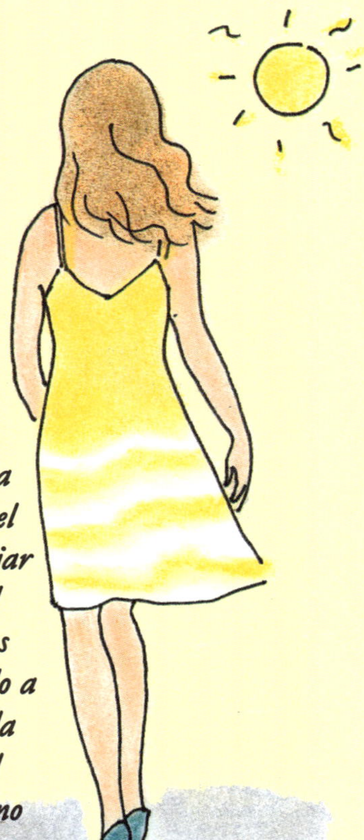

6. Enjuagar.

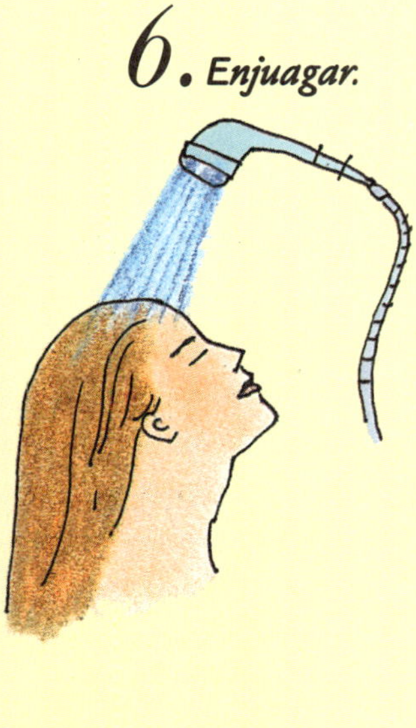

7. Realizar este lavado por la mañana, antes de comenzar el ejercicio diario, y en verano dejar secar el pelo al aire. Usar el secador lo menos posible. Si es necesario utilizarlo, mantenerlo a una distancia prudencial de la cabeza y siempre llevando el cabello de mojado a húmedo, no de húmedo a seco.

Mascarilla universal para mantener el cutis joven

Es la más tradicional y extendida de las mascarillas. Ésta es realmente una fórmula accesible.

Se necesita: ***una licuadora, un pepino, 50 gramos de arcilla, un aguacate, crema de leche, un huevo, dos cucharaditas de miel, una infusión de poleo menta.***

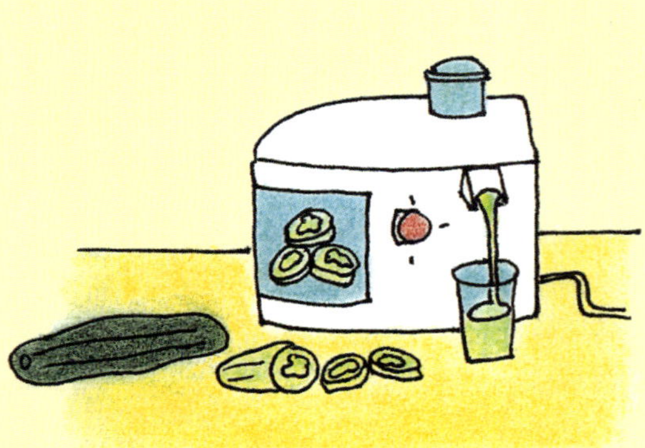

1. *Pelar un pepino y extraer su jugo en la licuadora.*

2. *Preparar una masa con 50 gramos de arcilla, un aguacate, crema de leche, un huevo y dos cucharadas pequeñas de miel.*

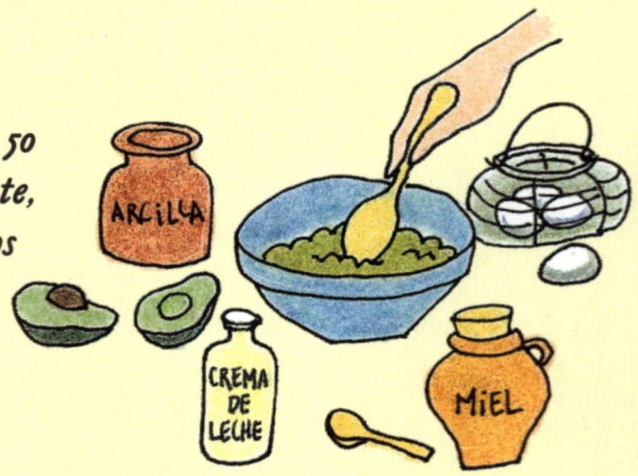

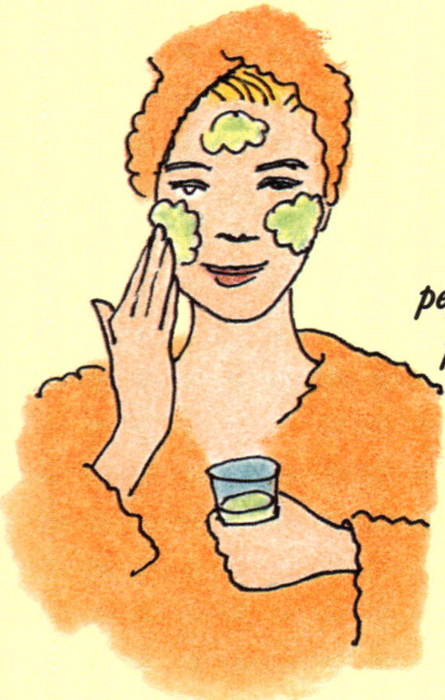

3. ***Lavarse la cara con el jugo de pepino y realizar un masaje suave con la punta de los dedos sobre la frente, las sienes y los pómulos.***

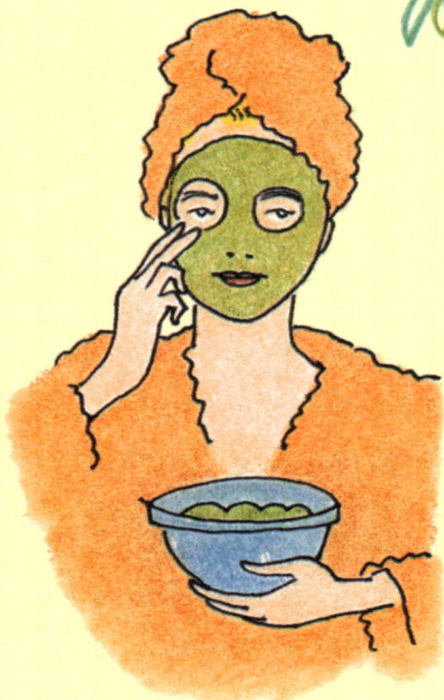

4. ***Colocarse sobre la cara la mascarilla obtenida de la mezcla de arcilla, aguacate, leche, huevo y miel. Extender con cuidado por la frente, las sienes, los pómulos, la barbilla y el entorno de los ojos, pero procurar que no llegue a tocarlos.***

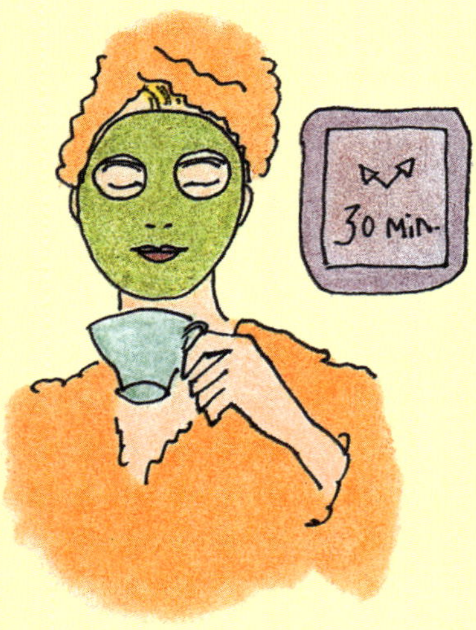

5. ***Mantener la mascarilla puesta durante media hora. Mientras, reposar o tomarse una infusión normal de poleo menta.***

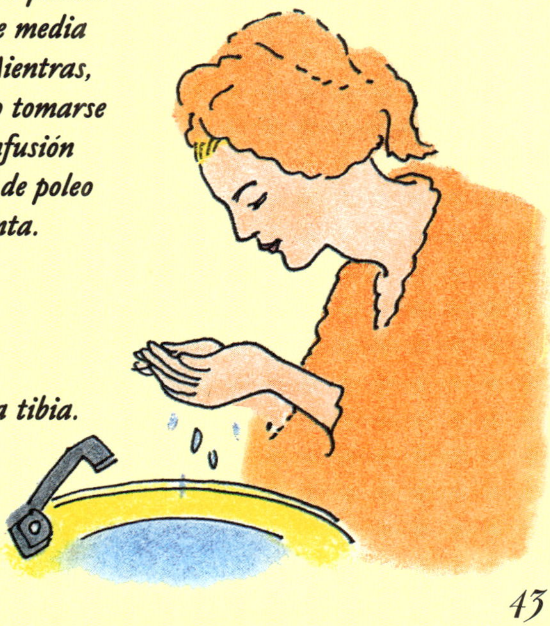

6. ***Retirar la mascarilla con agua tibia. Aplicarse después agua fría para cerrar los poros y comenzar la jornada de trabajo con la cara en contacto con el aire libre.***

Acondicionador de huevo y yogur para el cabello

El cabello sano se muestra con vida y brillo propios. Los acondicionadores del pelo son aconsejables para los meses calurosos o después de sufrir una enfermedad. Tras un día de playa, es imprescindible este remedio a base de yogur.

Se necesita: *un huevo, un batidor, una cucharada de aceite vegetal, un yogur natural, una toalla puesta a calentar.*

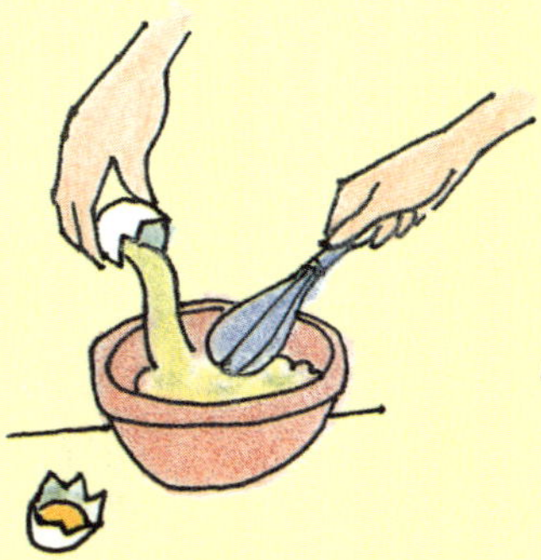

1. *Separar la yema del huevo, batir la clara ligeramente y colocar en un cuenco o bol.*

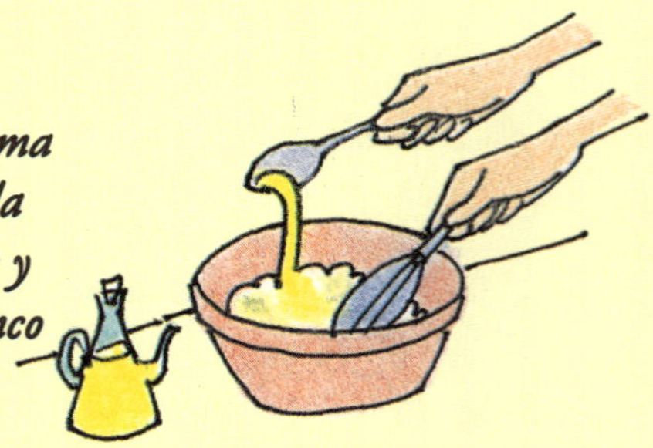

2. *Añadir el yogur y una cucharada de aceite vegetal y batir de nuevo. Dejar reposar la crema unos minutos.*

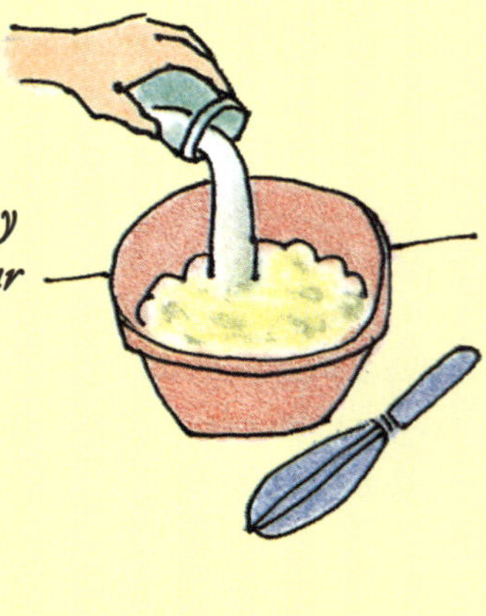

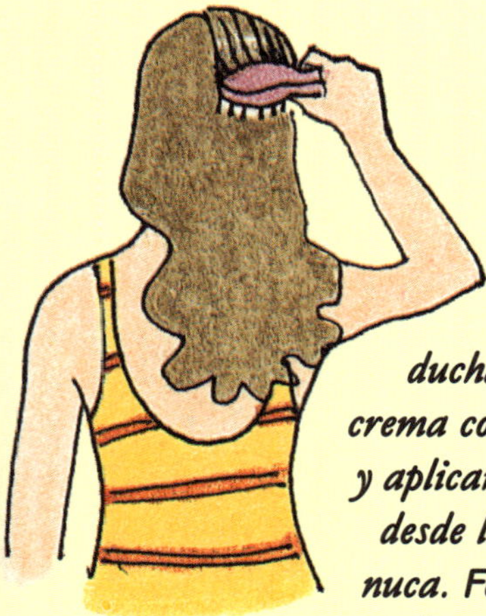

3. *Cepillar el pelo para desprenderse de la arena que pueda haber quedado enredada después de la playa. Antes de ducharse, tomar un poco de la crema con la yema de los dedos y aplicarla sobre el cabello desde la frente hasta la nuca. Formar surcos y untarlos con la crema hasta que todo el cabello quede bien impregnado.*

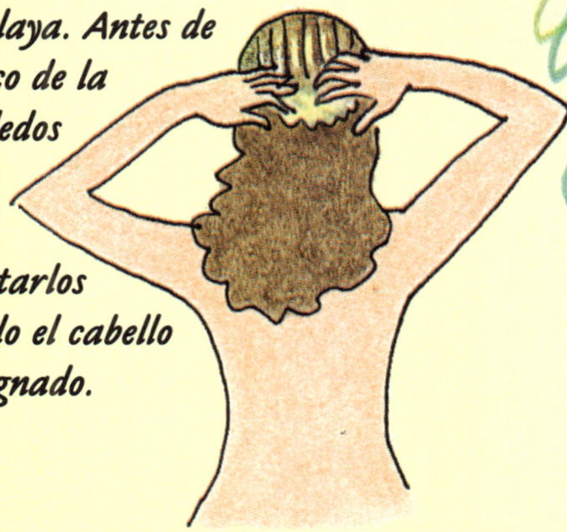

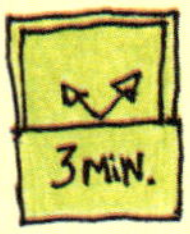

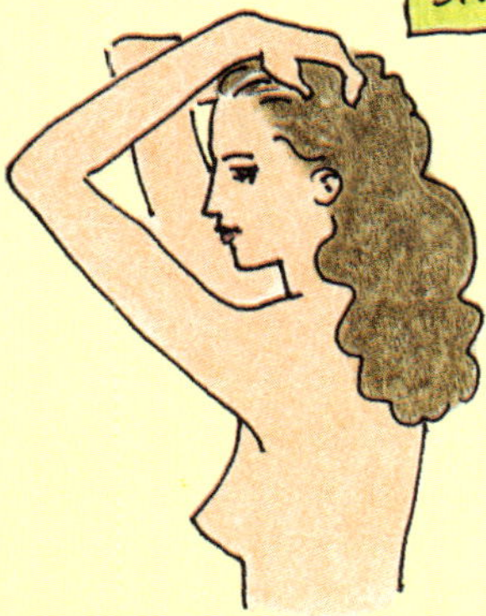

4. *Realizar un masaje continuo con las puntas de los dedos por todo el cabello y el cuero cabelludo durante tres minutos.*

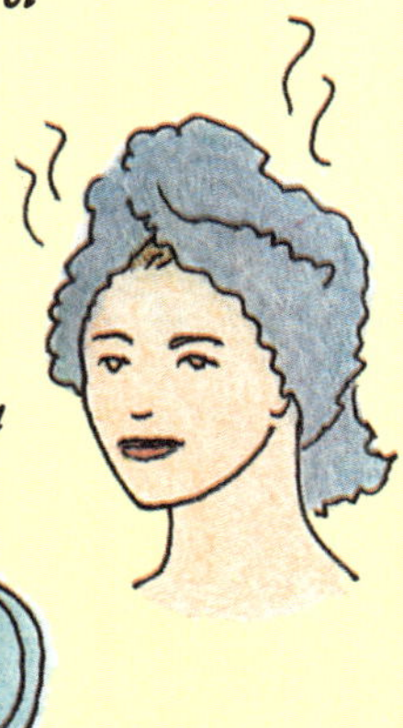

5. *Envolver la cabeza en una toalla caliente.*

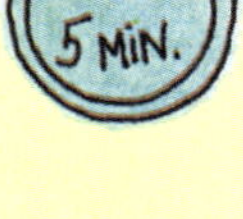

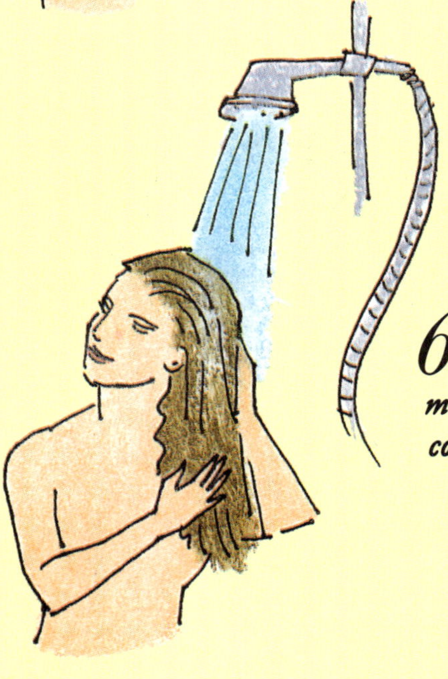

6. *Transcurridos cinco minutos, aclarar el pelo con agua tibia y tomar una ducha.*

Acabar con la debilidad de las uñas

Las uñas son una carta de presentación porque es lo primero que se muestra a un desconocido al que se estrecha la mano. Muchas veces, su debilidad es producto de la dieta.

Se necesita: ***un limón, un exprimidor, un vasito de aceite de oliva, tres cucharaditas de eneldo, sal.***

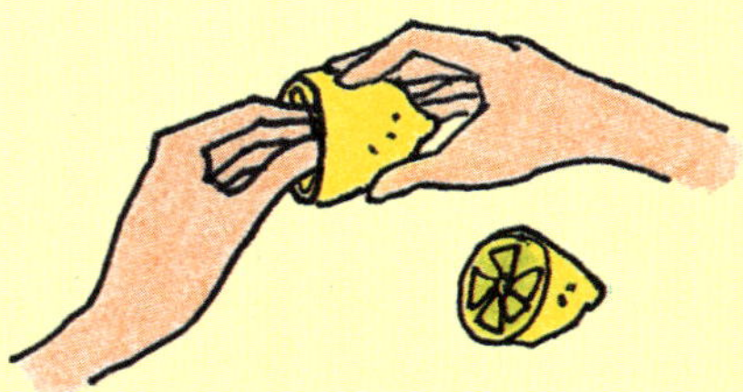

1. Limpiarse las manos cada día con jugo de limón. Cortar un limón por la mitad e introducir los dedos directamente en él, dejando que se empapen.

2. Con un exprimidor, extraer el jugo que queda en el fruto. Pasar a un vaso y derramar el líquido sobre las manos. Frotarlas una contra la otra durante un minuto. Enjuagar. Repetir esta operación después de lavar los platos o tras realizar algún trabajo que ha dejado las manos y las uñas muy sucias.

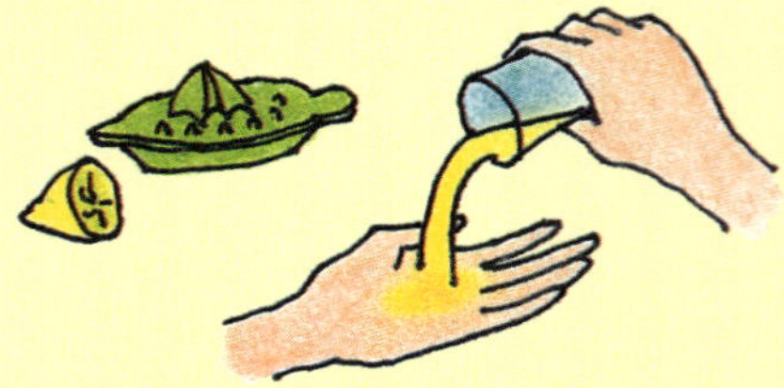

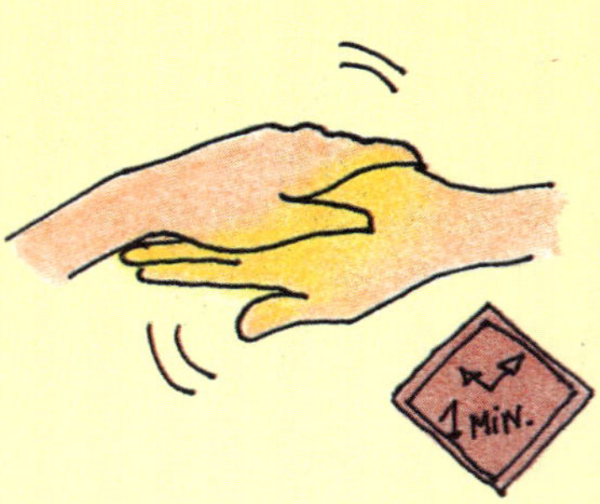

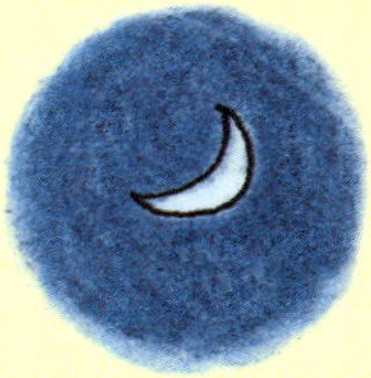

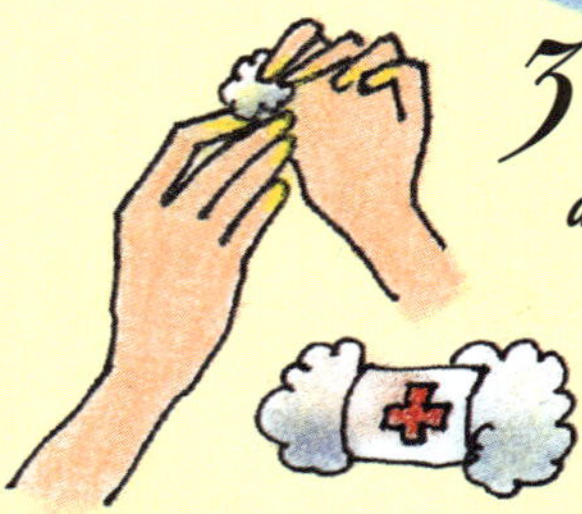

3. Por la noche, pasar un algodón con aceite de oliva por las uñas y esperar un momento antes de secarlas.

4. En un cazo, llevar un vaso de agua hasta el punto de ebullición, apagar el fuego, esperar unos minutos y añadir tres cucharadas pequeñas de eneldo.

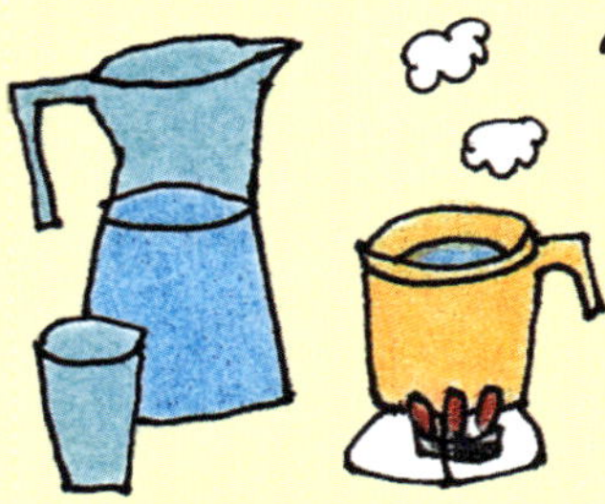

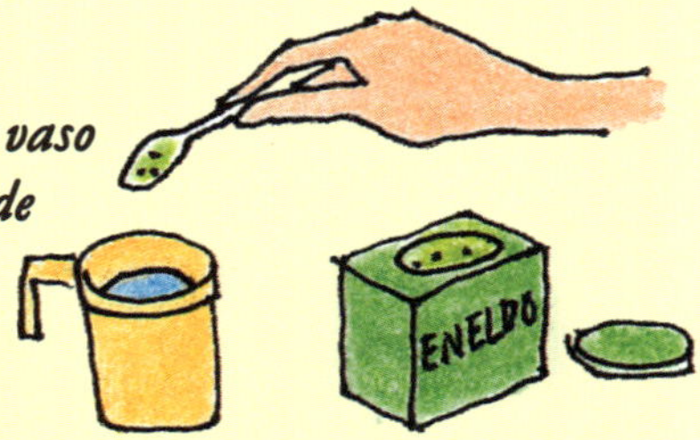

5. Agregar dos cucharadas de sal a esta infusión de eneldo, remover y dejar enfriar unos cinco minutos hasta que el agua se encuentre tibia.

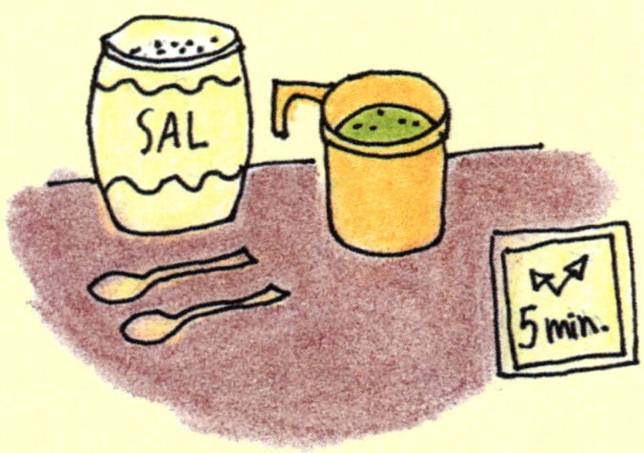

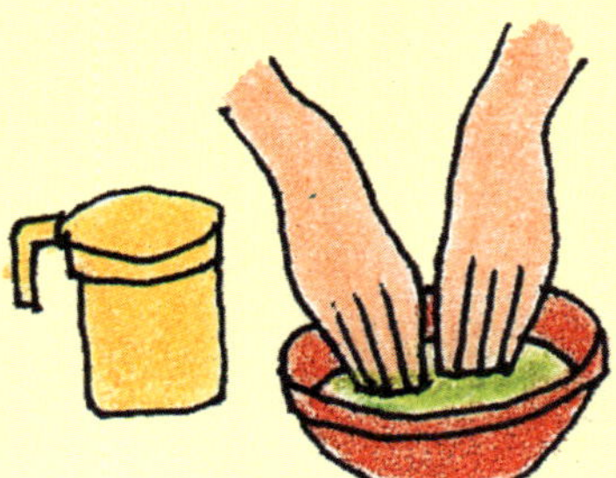

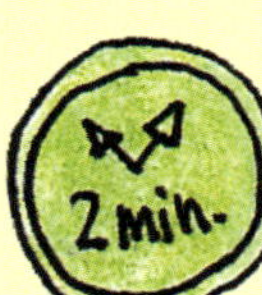

6. Sumergir las uñas en este preparado durante dos minutos. Después, secar, aplicar el aceite y volver a secar.

Compresa de col contra la piel grasa del cutis

Cada tipo de piel es diferente y requiere un tratamiento casi personal, pero a veces un remedio sencillo puede mejorar su aspecto y su salud.

Se necesita: ***tres hojas de col, un vaso de vinagre de vino blanco, un colador, una cucharadita de hisopo.***

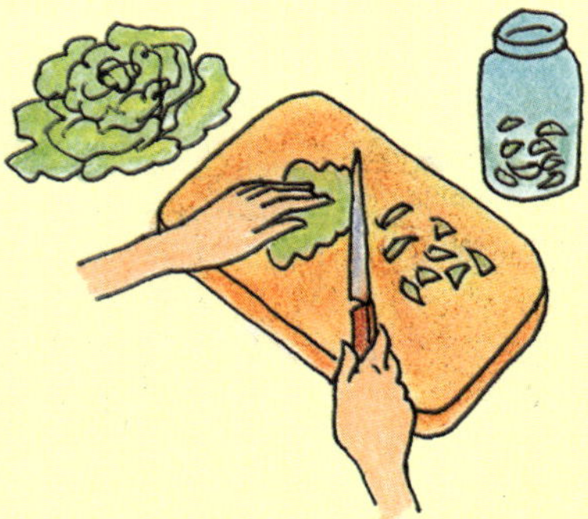

1. ***Picar tres hojas de col sobre una tabla de madera e introducirlas en un frasco de cristal mediano.***

2. ***Llenar el frasco hasta el borde con vinagre de vino blanco y cerrar herméticamente.***

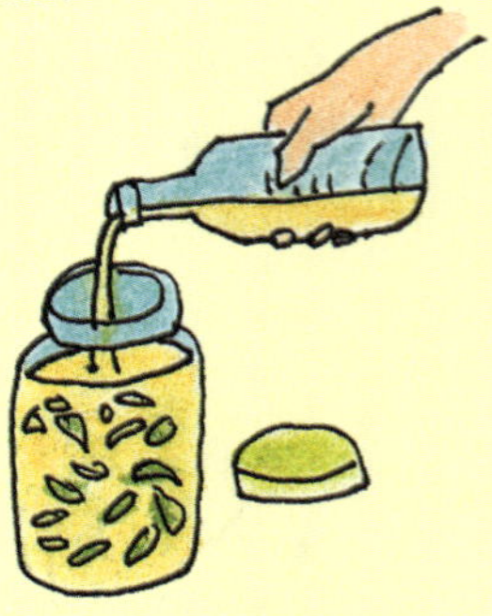

3. ***Dejar reposar la solución un día entero agitando de vez en cuando.***

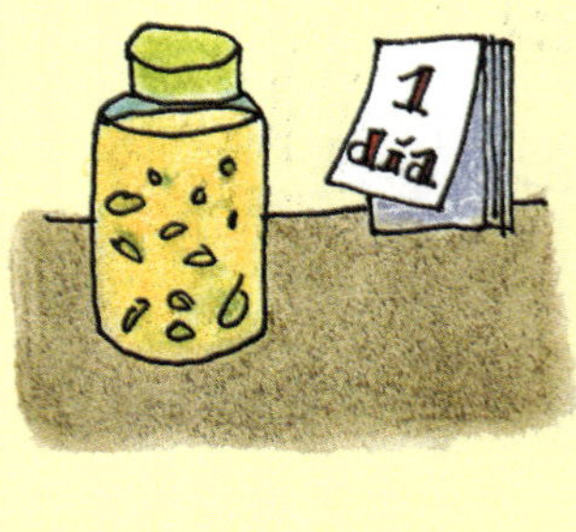

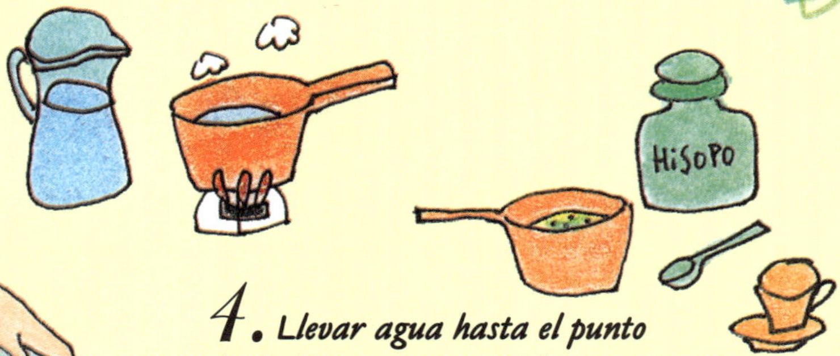

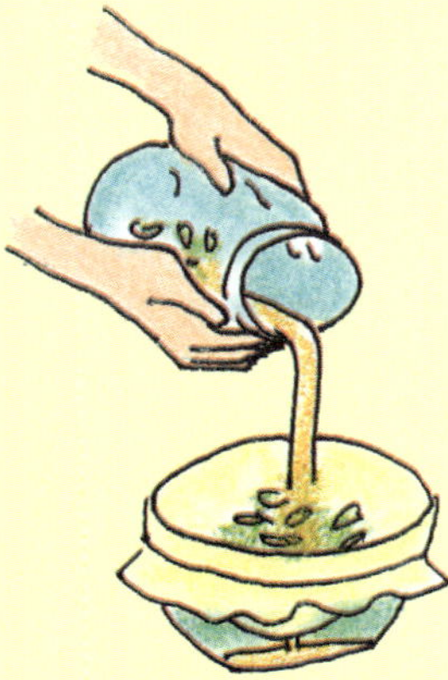

4. Llevar agua hasta el punto de ebullición, apagar el fuego y apartar un momento añadiéndole una cucharadita de hisopo. Colar la solución de vinagre y col. Coger un paño suave y mojarlo en ella de manera que se humedezca bien pero que no chorree.

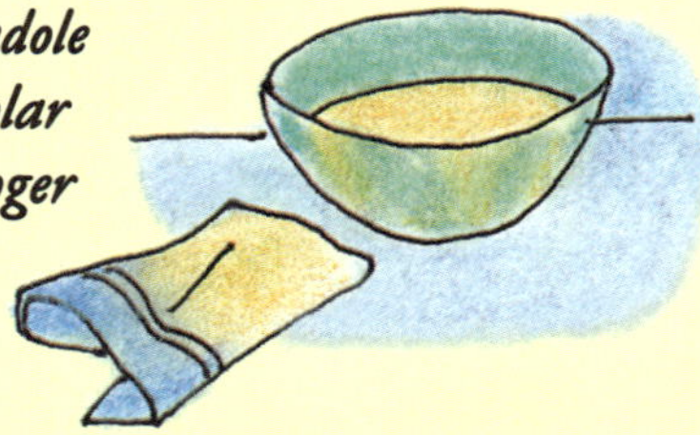

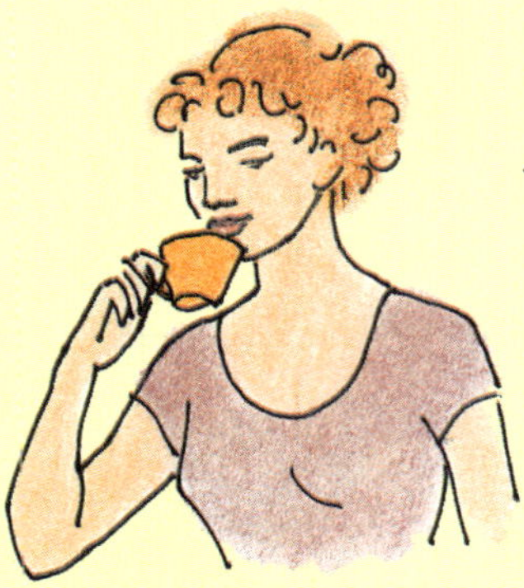

5. Tomarse la infusión sudorífica de hisopo para abrir los poros de la piel. Cubrirse la cara con el paño humedecido y reposar durante media hora echado en la cama o en un sofá.

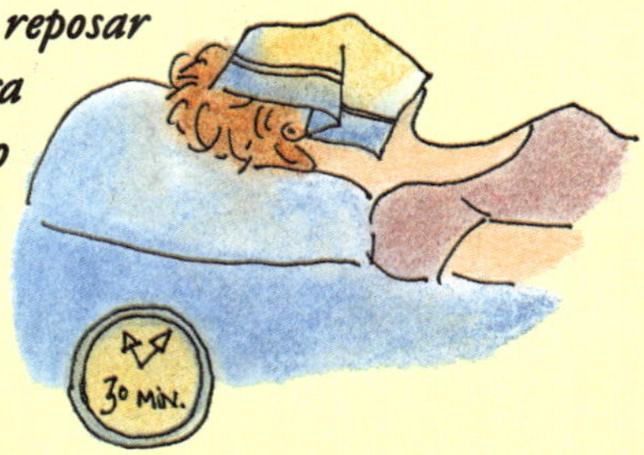

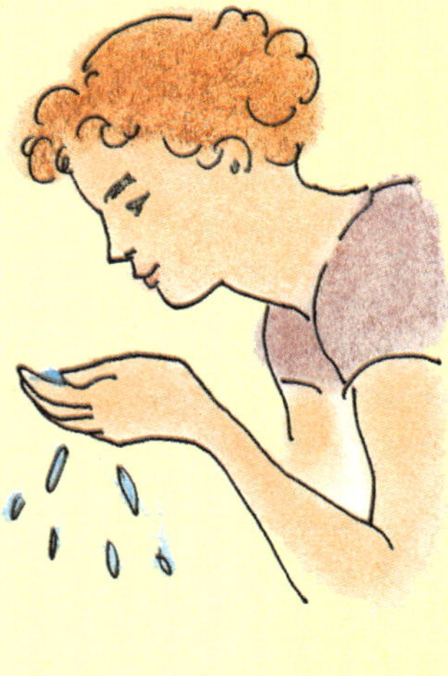

6. Lavarse con agua fría para volver a cerrar los poros.

Colirio de eufrasia para los ojos legañosos

El colirio tradicional se hacía con agua de clavel –en francés, oeillet–, recogido la noche de San Juan. Aunque es remedio que tiene mucha tradición, parece poco efectivo. El colirio de eufrasia se aplica tanto en infusión como en cocción.

Se necesita: ***15 gramos de eufrasia, un cazo, un colador.***

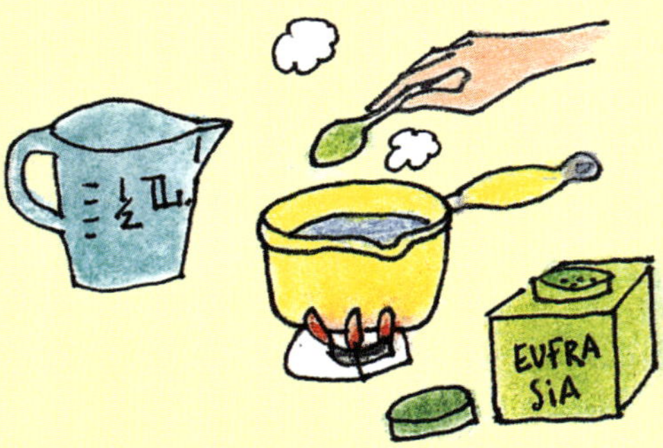

***1.** Llevar medio litro de agua hasta el punto de ebullición y echar 15 gramos de eufrasia. Apartar del fuego.*

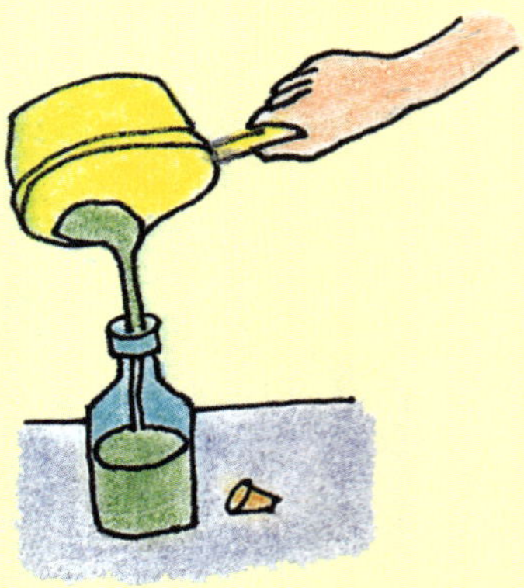

***2.** Dejar enfriar, introducir en un frasco de cristal y dejar reposar un día. No utilizar este preparado pasados más de dos días.*

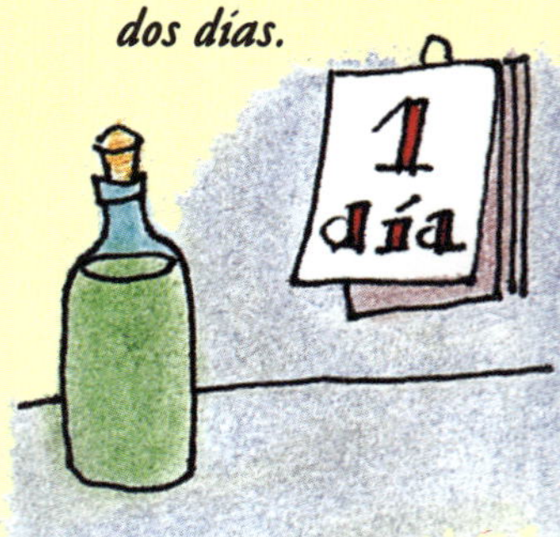

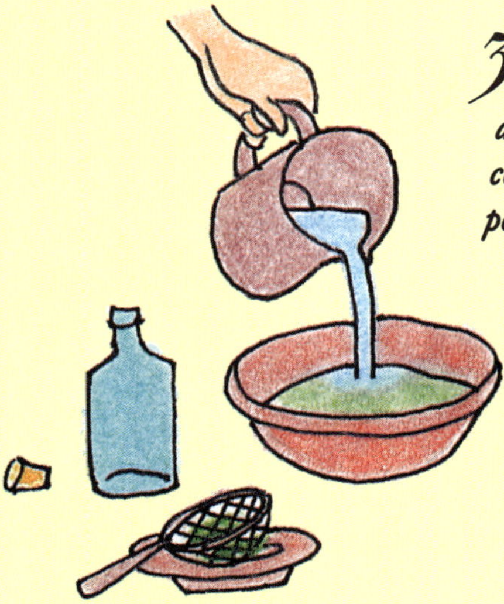

3. ***Colar el contenido y diluir en un litro de agua. Verter en un cuenco de barro y, con los ojos cerrados, lavarse los párpados poniendo las palmas de las manos en forma de cuenco. No aplicar el líquido directamente sobre los ojos abiertos.***

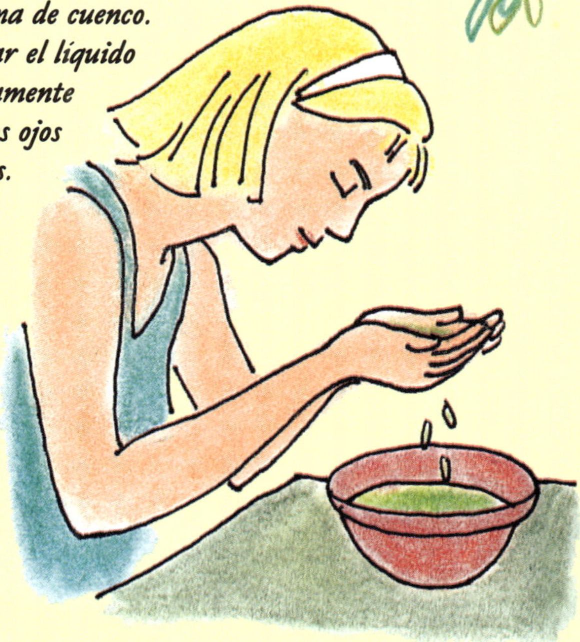

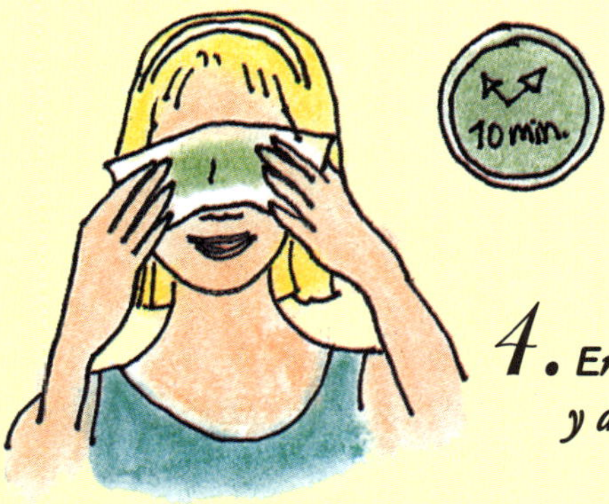

4. ***Empapar una compresa con el agua restante y dejar reposar sobre los ojos durante diez minutos.***

5. ***Si sobra líquido, tirarlo. Recordar que no se debe guardar esta composición más de dos días. Es preferible aplicarse el remedio dos veces por semana y descansar un día.***

6. ***No aplicar el tratamiento más de dos semanas seguidas. En caso de continuar con los ojos llorosos y legañosos, consultar con un especialista.***

Vaporización para combatir el acné y las espinillas

Las vaporizaciones utilizan el calor con fines higiénicos y terapéuticos. En los tratamientos de belleza, favorecen la apertura de los poros y la hidratación de la piel.

Se necesita: una olla, una cucharadita de siempreviva, una de hinojo, una de siete en rama (consuelda), una toalla gruesa.

1. *Poner un litro de agua en una cazuela y llevar al punto de ebullición.*

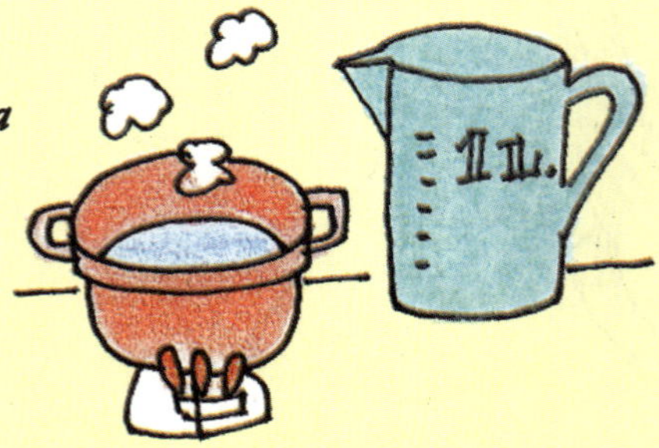

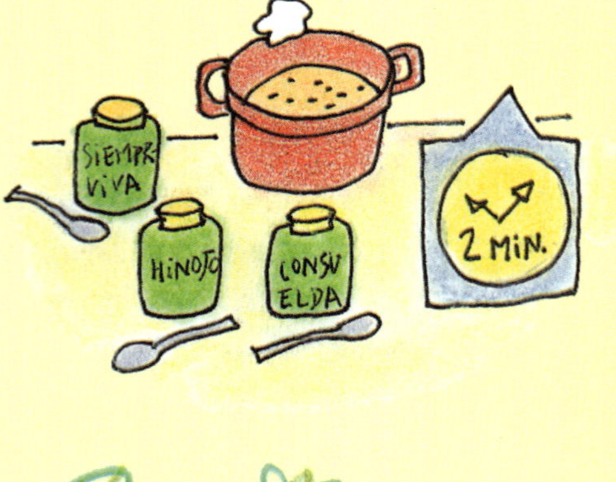

2. *Añadir una cucharada de siempreviva, una de hinojo y otra de consuelda. Dejar reposar sólo dos minutos, para que no se pierda el vapor.*

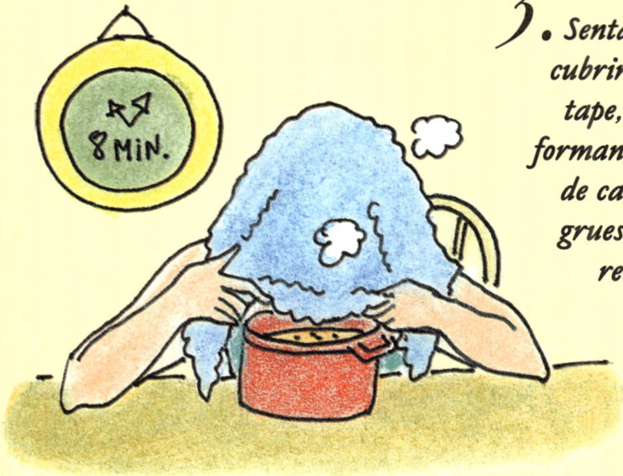

3. Sentarse junto a la olla y cubrirse con una toalla que tape, también, sus bordes formando una pequeña tienda de campaña. Cuanto más gruesa sea la toalla, mejor recogerá los vapores.

4. Aspirar el vaho poco a poco a una distancia de un palmo, como mínimo. Si el vapor está muy caliente, retirarse hasta que no se sientan molestias en la cara por la cercanía del agua hirviente.

5. Realizar esta operación durante unos ocho minutos, o hasta el momento en que se note que el vapor se ha agotado. La solución ya utilizada no se debe volver a hervir.

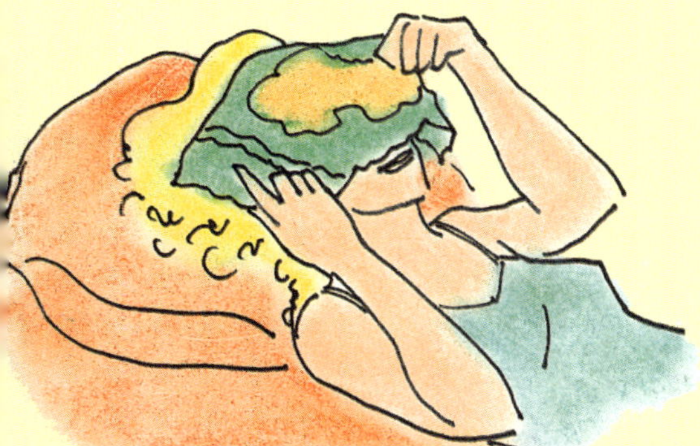

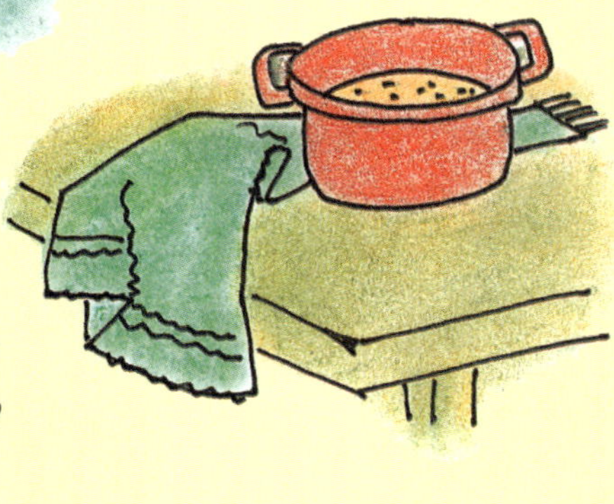

6. Mojar una toalla en la infusión de hinojo y colocarla sobre la cara durante un rato para relajarse.

Jalea de membrillo para los labios cortados

El membrillo era uno de los frutos preferidos por la abuela y su aroma inundaba armarios y despensas.

Se necesita: *un membrillo, dos cucharadas de miel, dos cucharadas de semillas de membrillo, el jugo de un limón, un chino o un colador fino.*

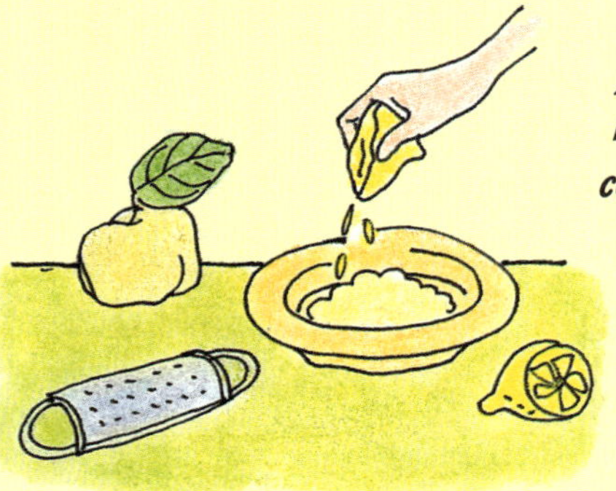

1. *Rallar un membrillo o pelarlo y cortarlo en dados. Mojarlo con el zumo de un limón para que no se oxide.*

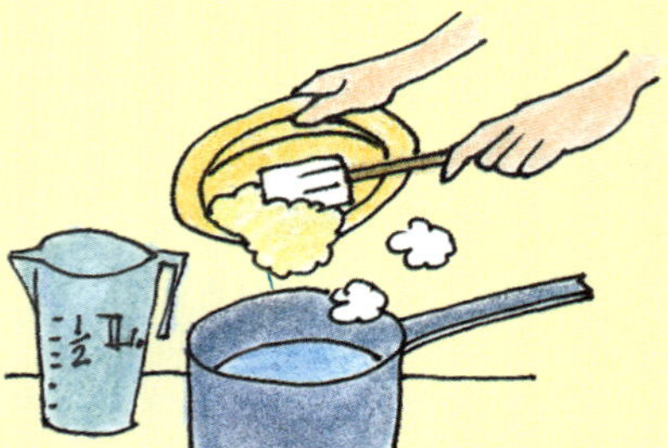

2. *Calentar medio litro de agua y, cuando llegue al punto de ebullición, introducir el membrillo. Cocer media hora a fuego lento y remover de vez en cuando.*

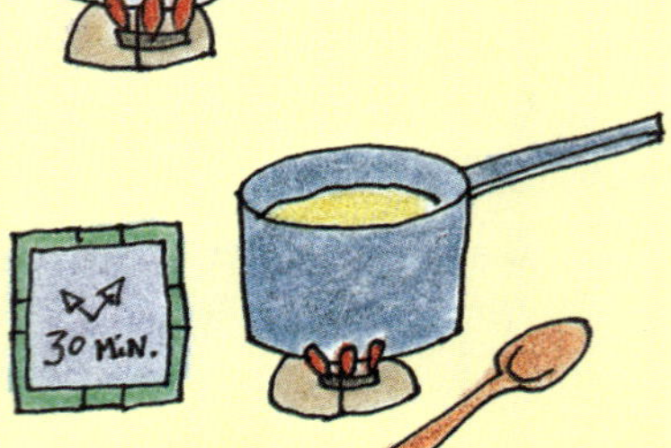

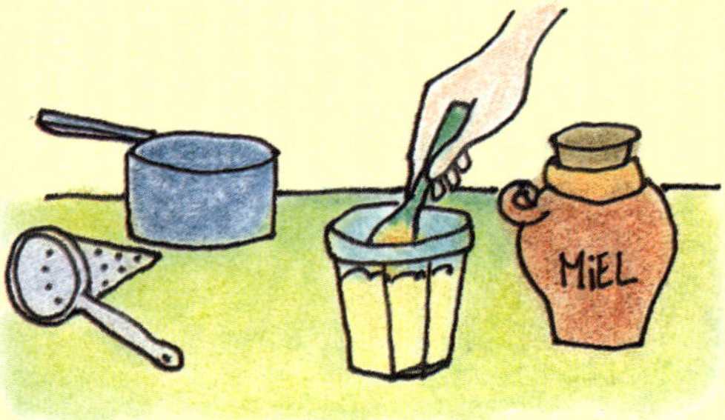

3. **Pasar la solución obtenida por un chino o un colador fino. Añadir dos cucharadas de miel. Remover y dejar enfriar.**

4. **Colocar dos cucharadas de semillas de membrillo en un recipiente de barro y dejar en remojo durante un día.**

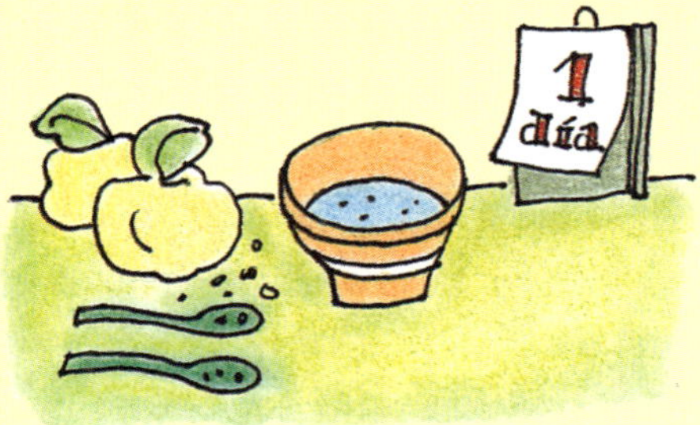

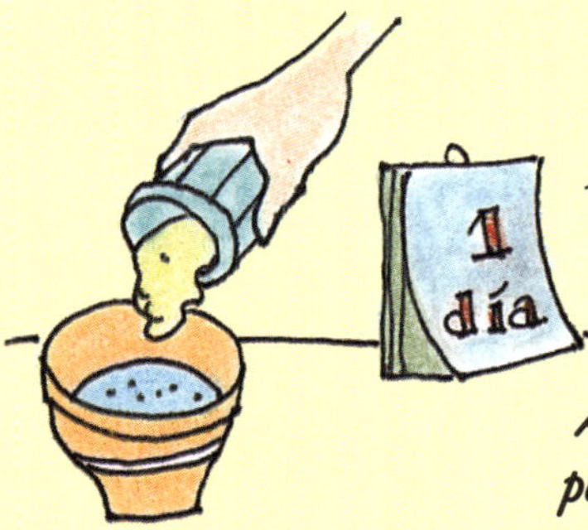

5. **Recubrir las semillas con la jalea que se ha obtenido anteriormente y dejar reposar un día más. Aplicar con los dedos una pequeña cantidad sobre los labios.**

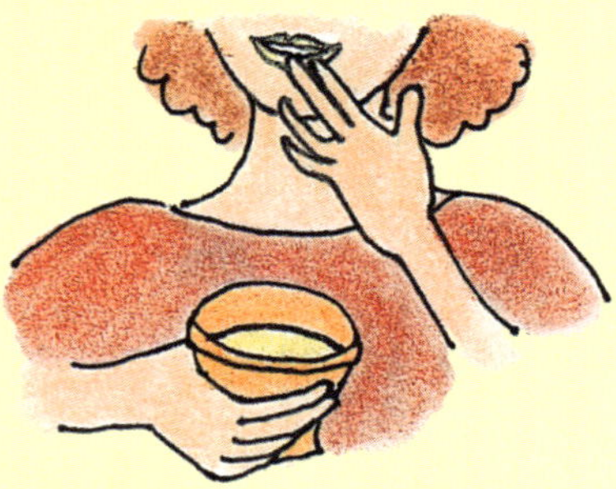

6. **Con esta jalea se obtenía también un cosmético aromatizado llamado bandolina, que daba lustre al cabello y lo mantenía bien asentado. El olor de los membrillos es por otra parte muy agradable.**

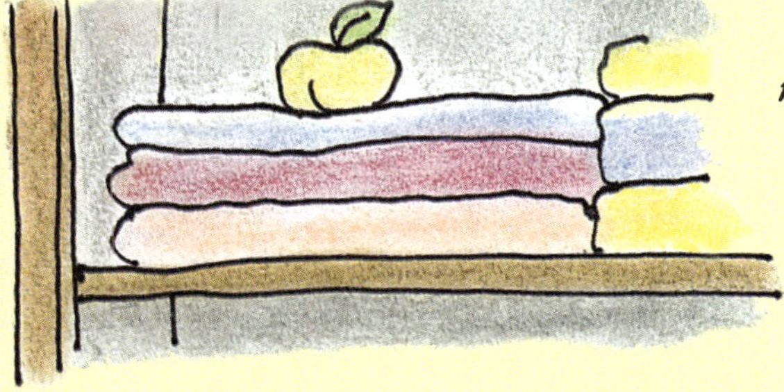

Clara de huevo y áloe contra las manchas de la piel

Las manchas de la piel pueden deberse a distintos motivos y los remedios para combatirlas pueden resultar agresivos y no solucionar el problema. En caso de duda debe consultarse con un especialista.

Se necesita: ***un mortero, cinco centímetros de áloe, medio vasito de aceite de oliva, una clara de huevo, un batidor.***

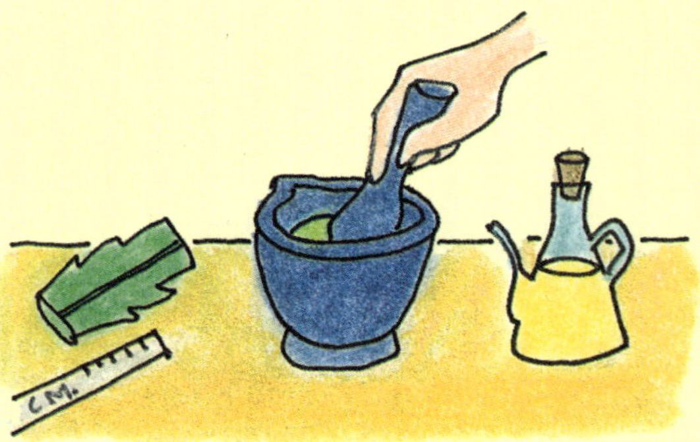

1. ***Machacar cinco centímetros de áloe con un poco de aceite de oliva en un mortero y remover hasta conseguir una masa cohesionada.***

2. ***Batir una clara de huevo hasta el punto de nieve y dejar reposar sólo un minuto, para que la clara no descienda.***

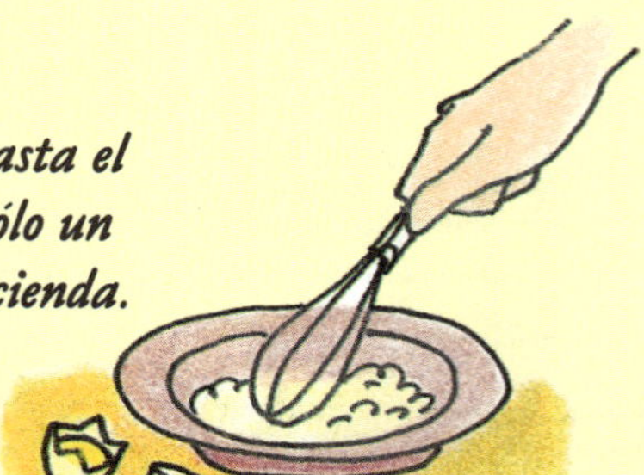

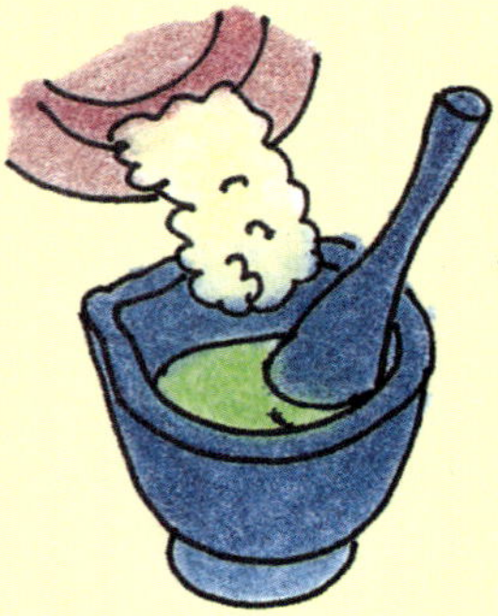

3. Unir la clara con el aceite de áloe hasta formar una pasta homogénea.

4. Coger porciones pequeñas con los dedos y extender como mascarilla en la zona de las manchas con un masaje suave.

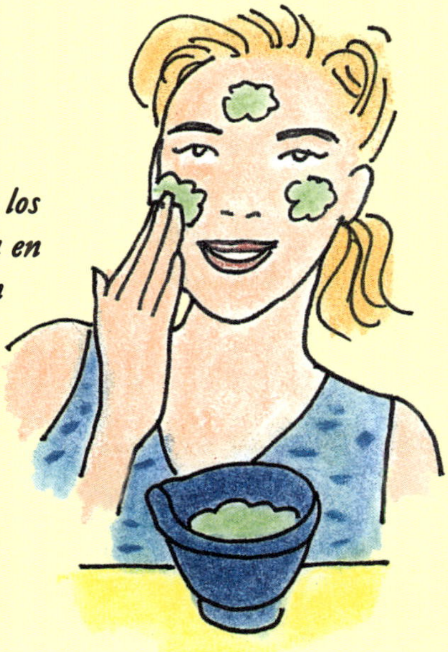

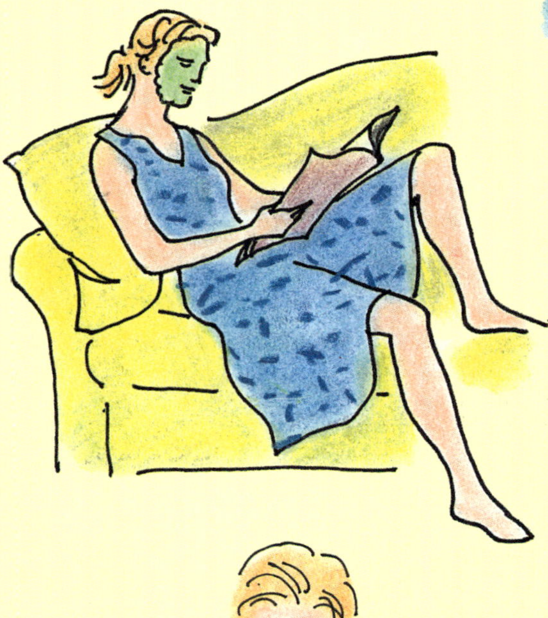

5. Reposar una media hora. Limpiarse la cara con una solución de agua tibia donde se haya añadido unas gotas de limón.

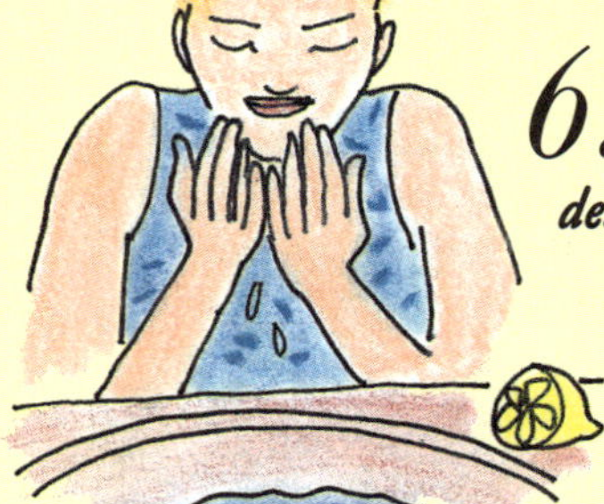

6. Aplicarse después agua fría.

Baño para combatir las arrugas de la piel

Con el paso del tiempo es inevitable que aparezcan algunas arrugas, pero una buena dieta, el cuidado del cuerpo y la relajación ayudan a combatirlas tanto como esta antigua receta de la abuela.

Se necesita: ***una licuadora o rallador, una olla, dos cucharaditas de salvia, dos de milenrama, dos de melisa, dos de corteza de encina o hamamelis, cuatro zanahorias, un vaso pequeño de agua de rosas, un yogur natural.***

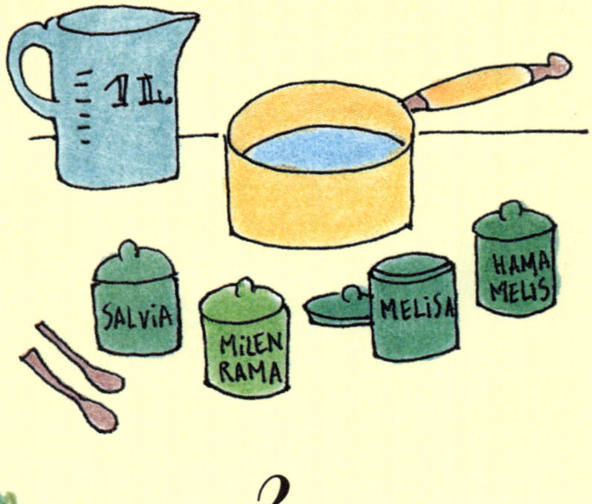

1. *En un litro de agua fría echar dos cucharadas pequeñas de salvia, dos de milenrama, dos de melisa y dos de corteza de encina o hamamelis.*

2. *Extraer el zumo de una zanahoria en la licuadora o rallarla. Agregar al líquido anterior.*

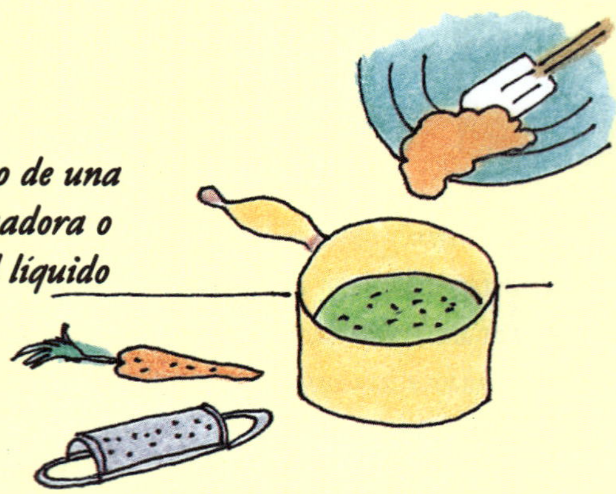

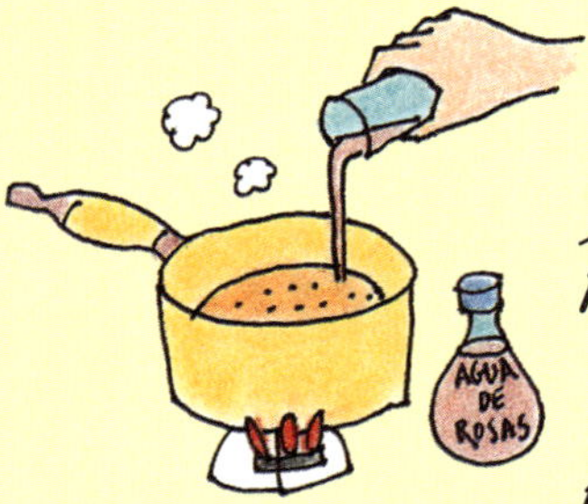

3. En una olla, llevar el preparado hasta el punto de ebullición y mantener la cocción a fuego lento. Agregar un vaso pequeño de agua de rosas para aromatizar e ir removiendo de tanto en tanto. Apagar el fuego después de cinco minutos.

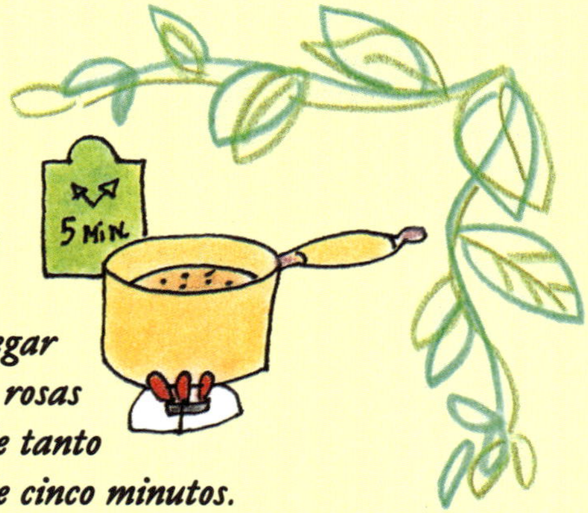

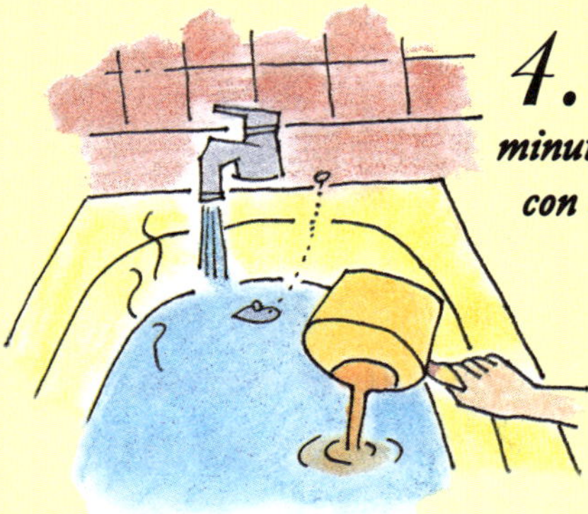

4. Dejar reposar unos minutos y preparar un baño con el agua bien caliente.

5. Verter la cocción en ella y meterse cuando el agua esté tibia.

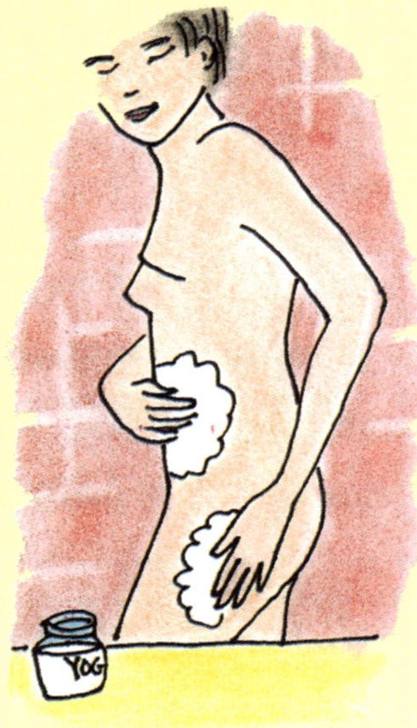

6. Antes del baño, untarse el cuerpo con el yogur dándose un masaje suave en las zonas donde estén las arrugas o las estrías.

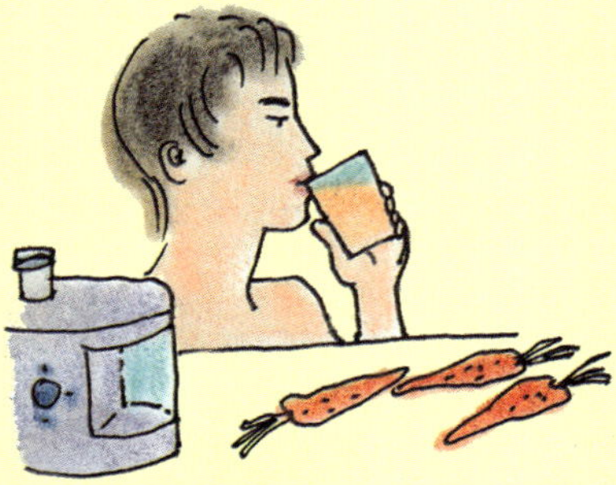

7. Es aconsejable beberse al mismo tiempo el jugo de tres zanahorias, que se habrá obtenido previamente en la licuadora.

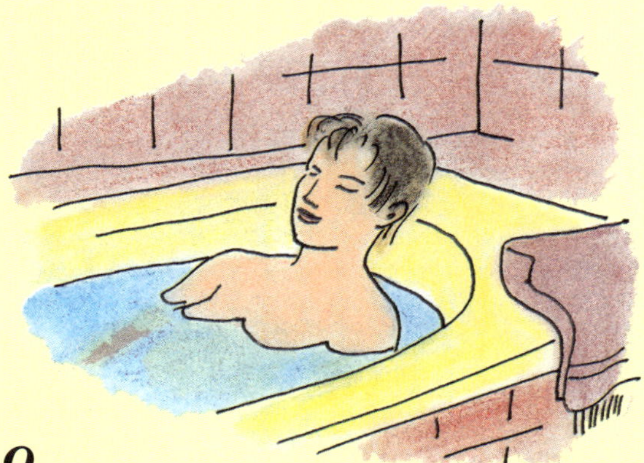

8. Este baño es una reminiscencia del que solía tomar la emperatriz romana Popea con leche de burra, baño en que utilizaba además los otros elementos citados.

Receta para solucionar los problemas de halitosis y mal olor corporal

A pesar de que mucha gente piensa que el mal olor corporal aumenta con la sudoración, ocurre todo lo contrario. Lo importante es mantener una buena higiene, a lo que ayuda tomar una ducha diaria y seguir una dieta correcta. Tomar tisanas, muchas de ellas sudoríficas, es positivo porque con ellas se eliminan las fuentes del mal olor. Del mismo modo, la utilización de aerosoles es, en general, contraproducente y causa irritaciones en la garganta.

Se necesita: *una olla, una cucharadita de semillas de hinojo, una de menta, una de polvo de corteza de endrino, una infusión de semillas de hinojo. Para la ensalada: hinojo, puerro, pepino, tomate, orégano, romero, aceite, sal, vinagre.*

1. *Preparar una infusión con una cucharada pequeña de semillas de hinojo y menta.*

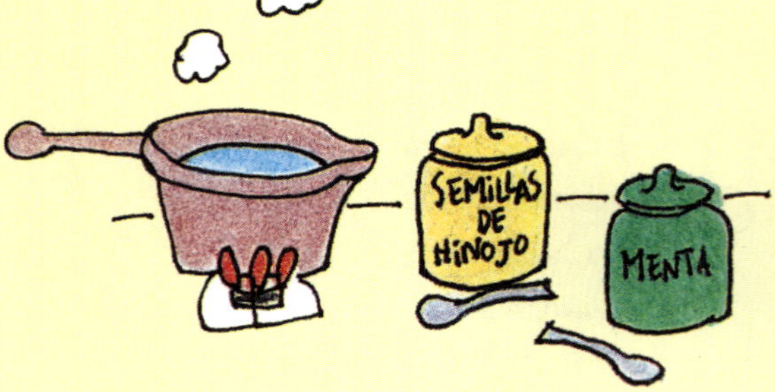

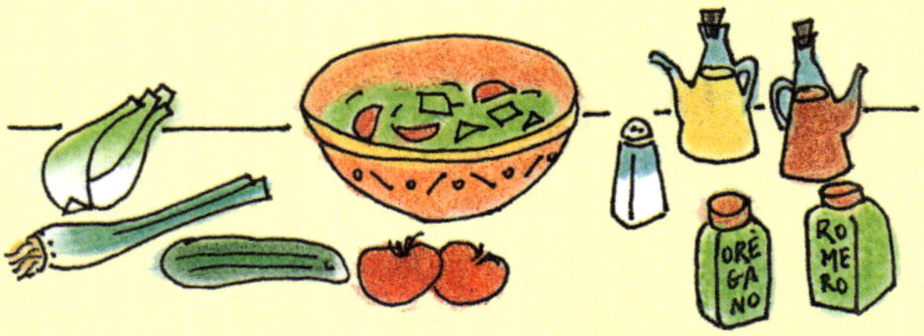

2. **Dejar enfriar. Preparar una ensalada con hinojo, puerro, pepino y tomate. Aliñarla con orégano, romero, aceite, sal y vinagre.**

3. **Comerse la ensalada y beberse la infusión como primer plato. Hacer una dieta equilibrada, para lo cual debe consultarse con un especialista.**

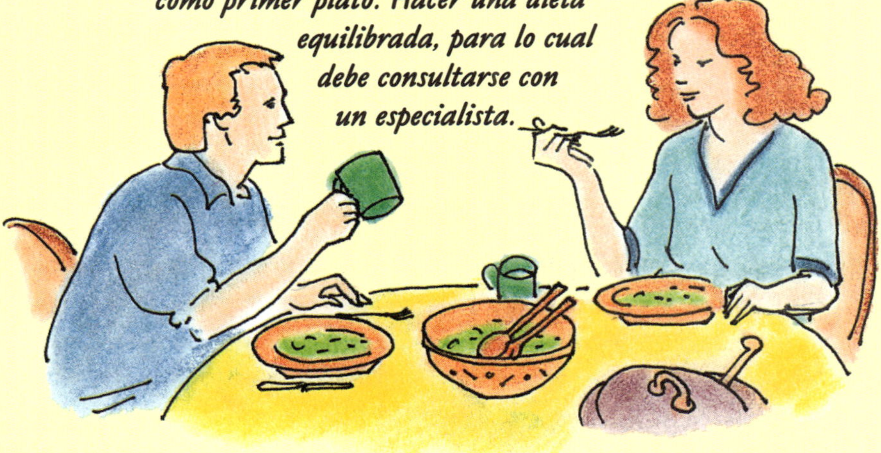

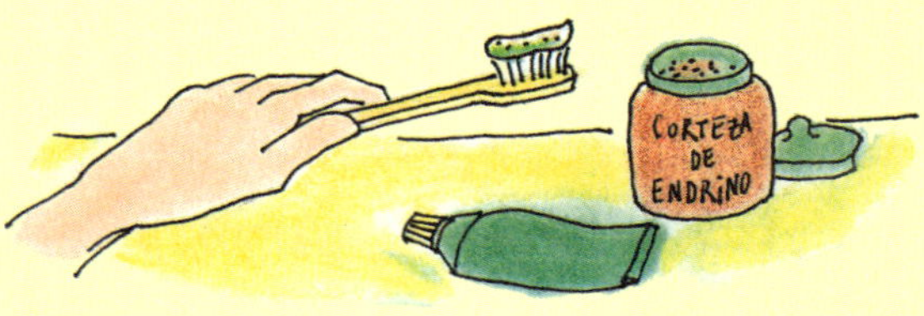

4. **Poner el polvo de corteza de endrino sobre el dentífrico habitual y lavarse los dientes.**

5. **Hacer gárgaras con el resto de la infusión de semillas de hinojo.**

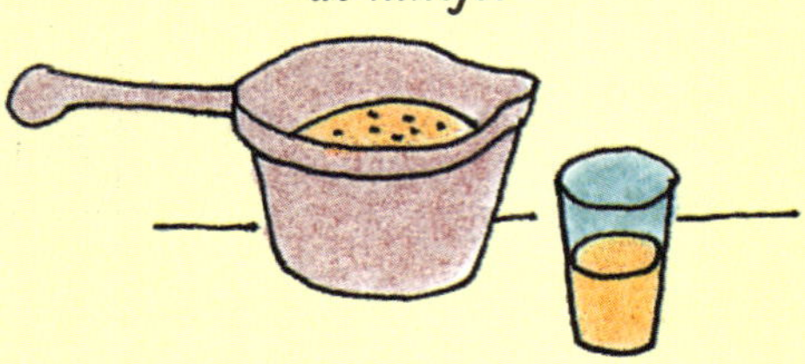

6. **La verdadera solución al problema de la halitosis vendrá al adoptar una dieta equilibrada, pero la receta del hinojo dará frescor a la boca, regulará las digestiones y favorecerá el fin del mal olor.**

Compresas de hojas de hiedra para combatir la celulitis

La mejor solución contra la celulitis es seguir una dieta sin grasas y sin chocolate, acompañada de ejercicio físico. Este remedio ayuda a combatirla, pero no es efectivo sin una dieta apropiada recomendada por un especialista.

Se necesita: *unas hojas de hiedra, aceite de coco, infusión de alfalfa, un colador. Para el baño: agua de rosas, lavanda, sales minerales.*

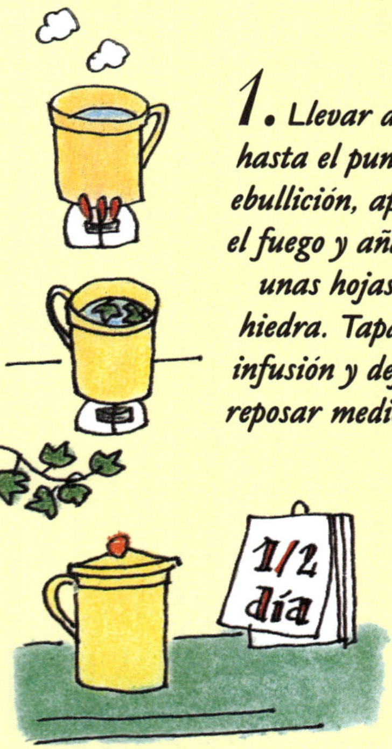

1. *Llevar agua hasta el punto de ebullición, apagar el fuego y añadirle unas hojas de hiedra. Tapar la infusión y dejarla reposar medio día.*

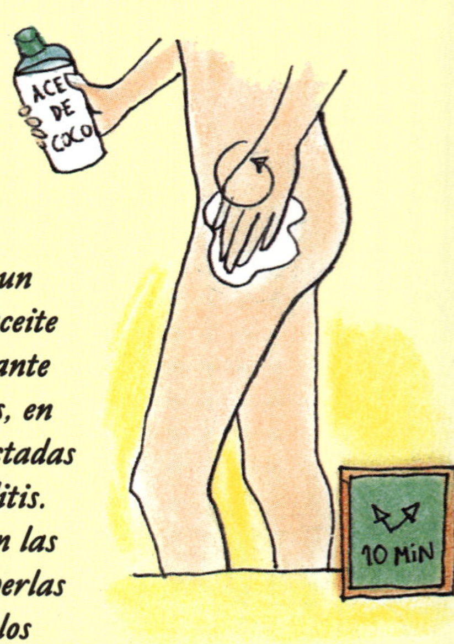

2. *Hacer un masaje con aceite de coco, durante diez minutos, en las zonas afectadas por la celulitis. Presionar con las manos y moverlas en círculos concéntricos.*

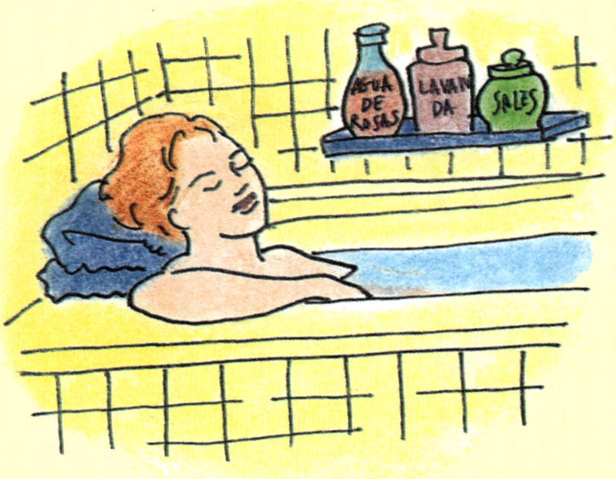

3. **Tomar un baño relajante en el que se hayan diluido ingredientes como agua de rosas, lavanda o sales minerales apropiadas.**

4. **Calentar de nuevo la infusión y mantenerla una media hora más cociendo a fuego lento. Retirar.**

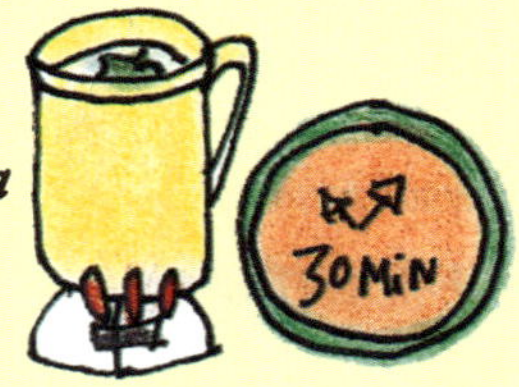

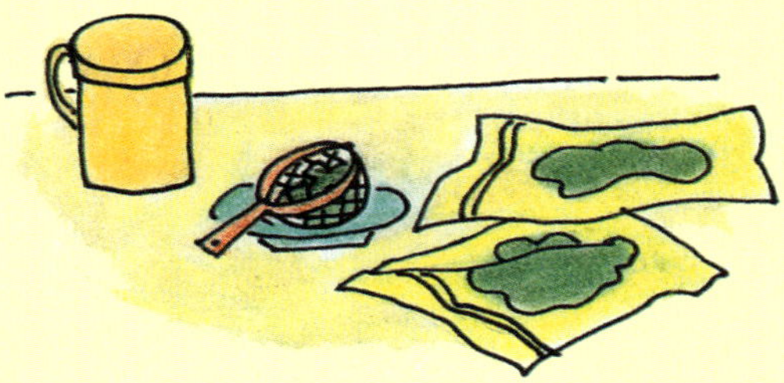

5. **Colar el preparado, verterlo sobre unos paños para humedecerlos bien y colocarlos sobre la zona de la celulitis.**

6. **Mientras se aplican estas compresas, beberse una infusión muy caliente de alfalfa.**

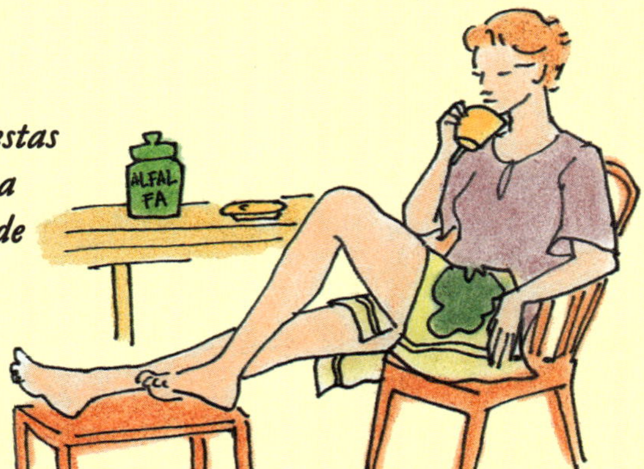

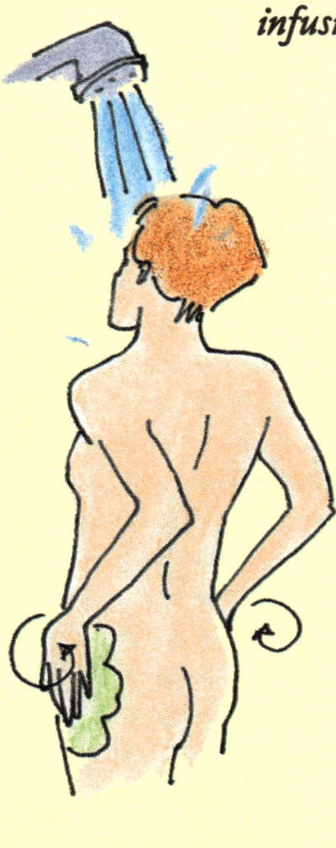

7. **Ducharse con agua tibia y practicarse un pequeño masaje bajo el agua. Dar un paseo corto después de aplicarse este remedio. No quedarse a descansar.**

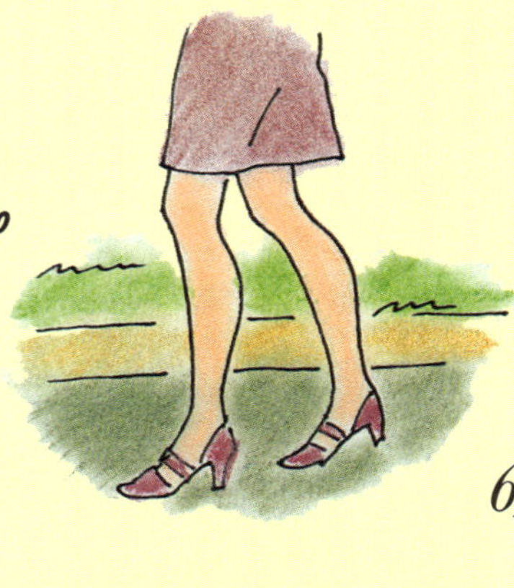

Baño para pies sudorosos

Es bueno mantener los pies descalzos y andar así en algún momento del día.

Se necesita: *un cazo con tapa, un vaso pequeño de aceite de oliva, una cucharada de hierbabuena, una de hojas de naranjo, una de manzanilla, una de menta, una de cola de caballo, una de saúco, sal.*

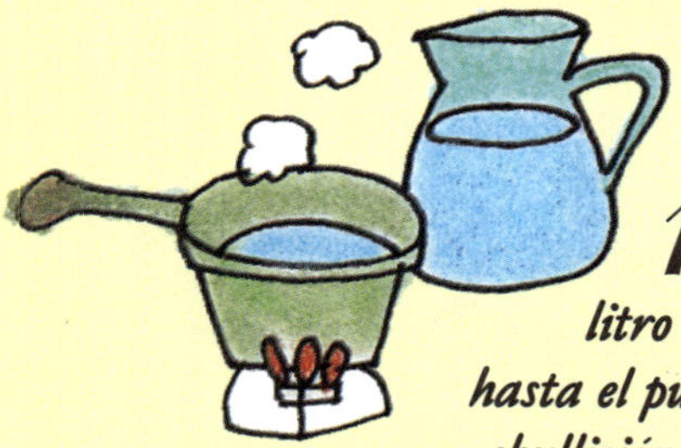

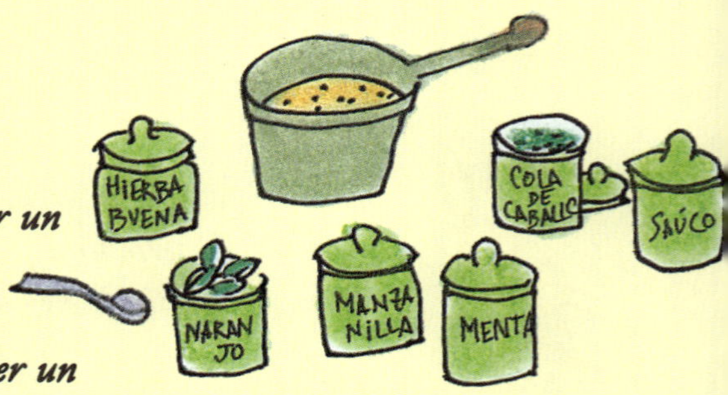

1. *Llevar un litro de agua hasta el punto de ebullición, mantener un momento hirviendo y apagar el fuego. Añadir una cucharada de hierbabuena, una de hojas de naranjo, una de manzanilla, una de menta, una de cola de caballo y una de saúco.*

2. *Tapar el recipiente y dejar reposar un cuarto de hora.*

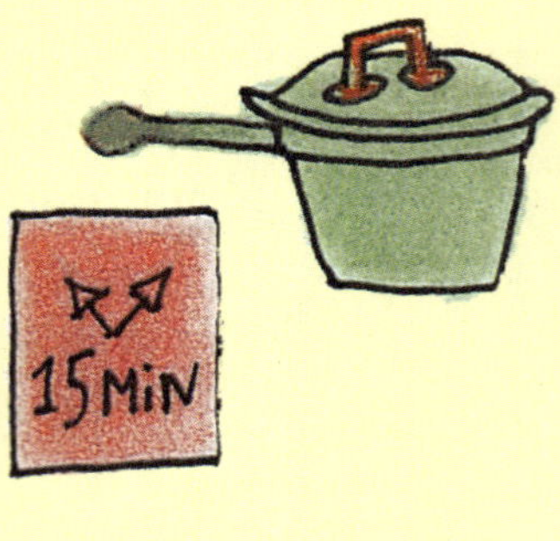

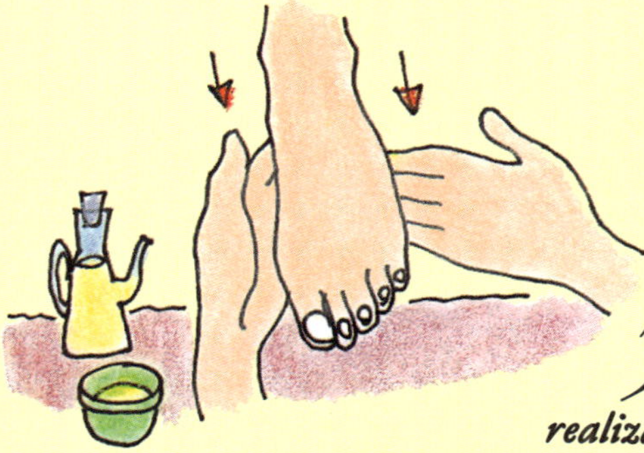

3. Mientras, realizar un masaje suave en los pies. Humedecerse los dedos en aceite de oliva y llevar las manos desde el talón hacia los dedos del pie. Estirar los dedos con suavidad, uno a uno, y apretar con el pulgar todo el pie en el camino de vuelta hasta el talón. Repetir esta operación cinco veces en cada pie.

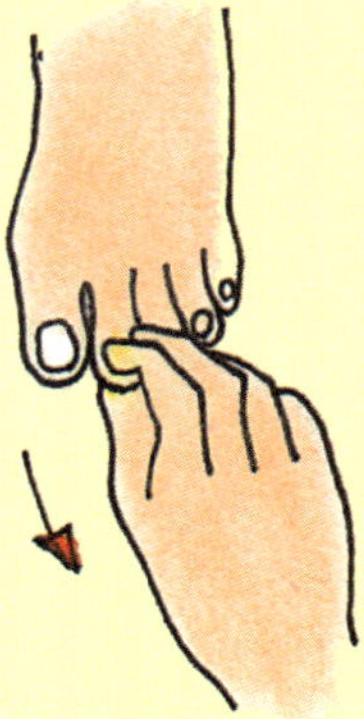

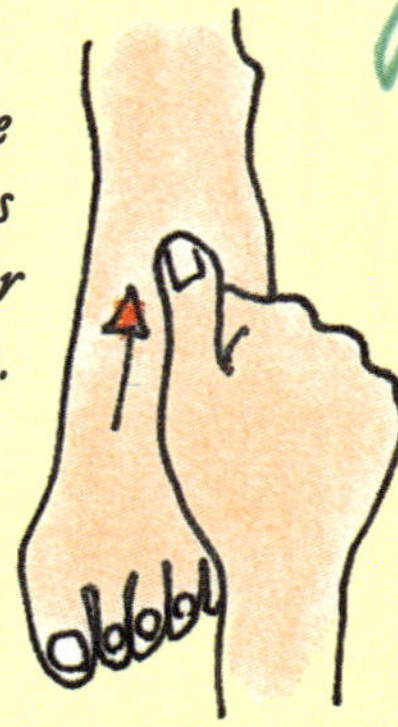

4. Verter en una palangana grande un litro de agua tibia, o dos litros en la bañera. Añadir una pizca de sal.

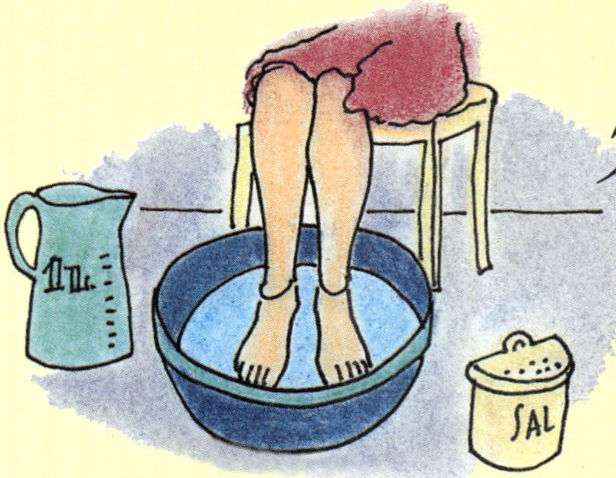

5. Sumergir los pies en el agua y dejarlos en remojo un cuarto de hora.

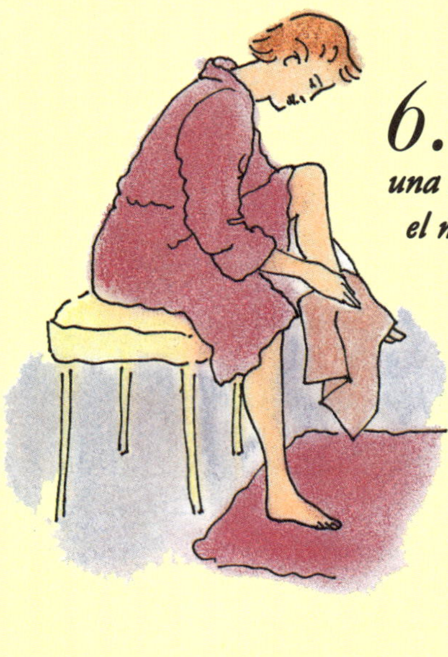

6. Secarse los pies con una toalla suave y repetir el masaje anterior muy lentamente.

Truco para parecer moreno en una fiesta de noche

La zanahoria es muy buena para mantener la piel tersa, evitar el envejecimiento de las manos y combatir las manchas pequeñas de la piel. Tener la piel a punto para una noche de fiesta sólo requiere un pequeño truco, fácil de preparar.

Se necesita: ***un mortero, un colador, tres zanahorias de tamaño medio, cinco gotas de aceite de almendras.***

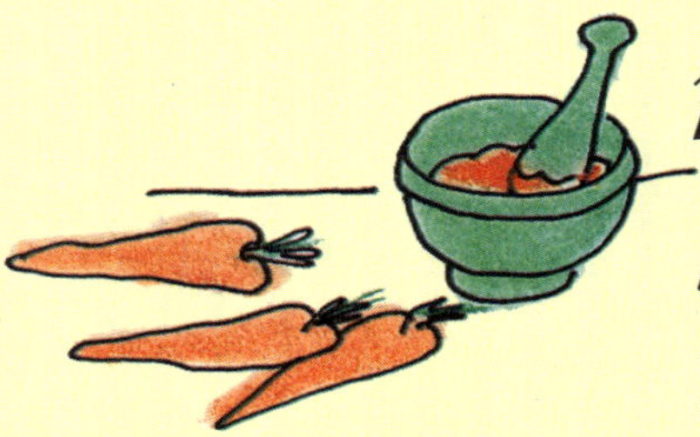

1. *Machacar la pulpa de las zanahorias y pasarla por un colador para obtener un aceite esencial de zanahorias.*

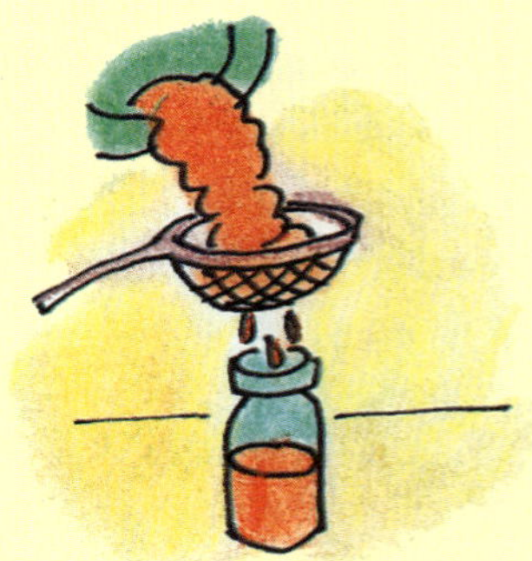

2. *Unir este líquido con unas gotas de aceite de almendras. Mezclar bien con una cuchara hasta conseguir un macerado. Guardar aparte.*

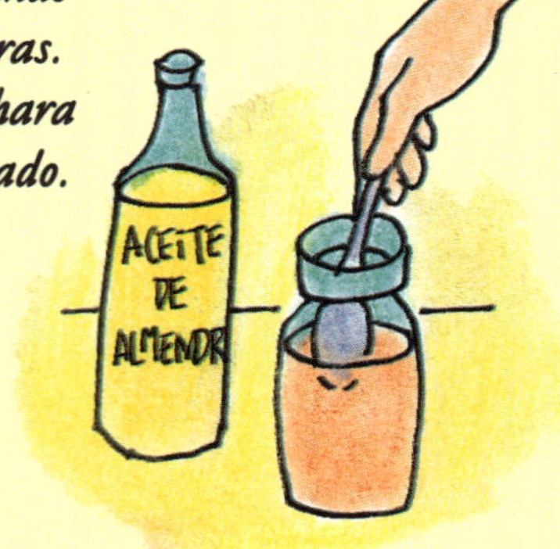

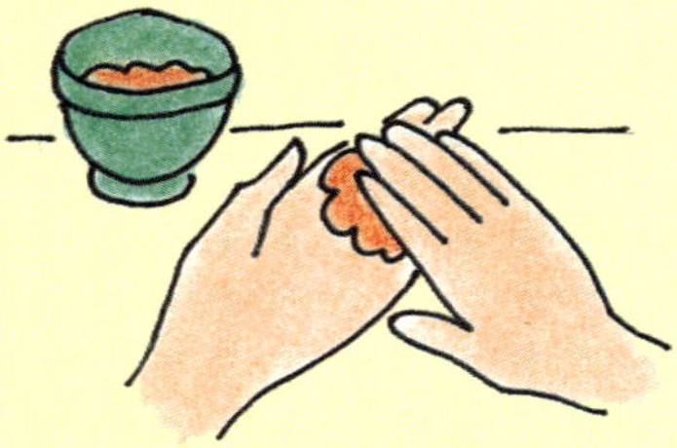

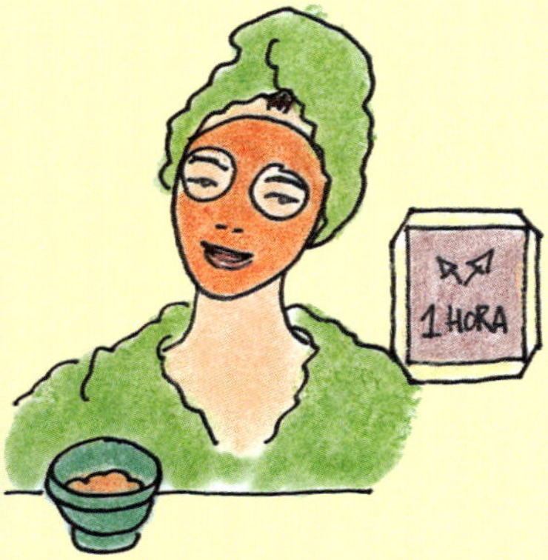

3. Amasar lentamente entre los dedos la pulpa de las zanahorias una vez exprimida. Aplicarse este emplasto en la cara como mascarilla. Mantenerla puesta una hora y tomar una ducha para que se hidrate la piel.

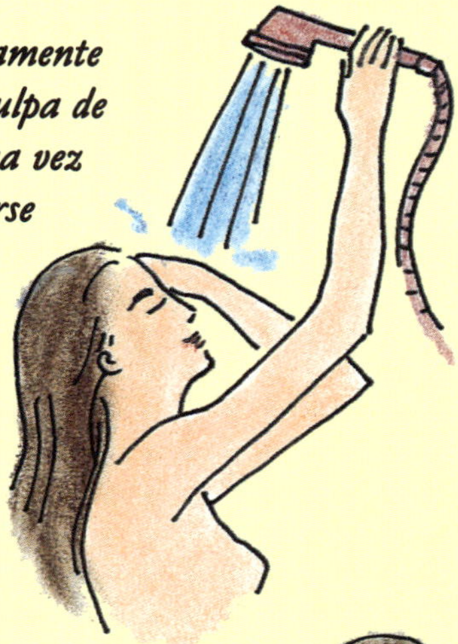

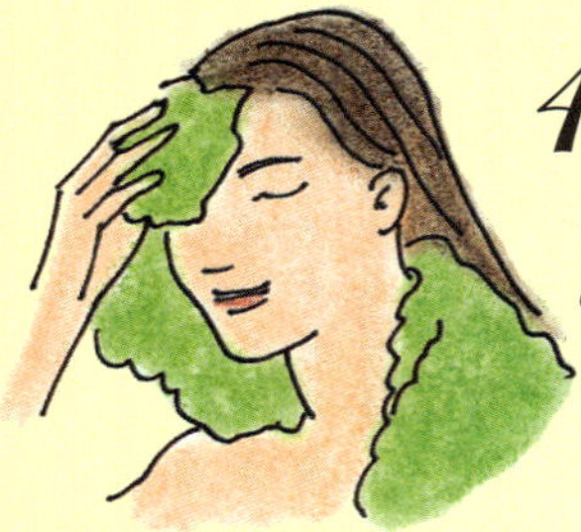

4. Después de la ducha, secarse bien la piel y extender el aceite de zanahorias como una loción sobre el rostro, el cuello y el escote.

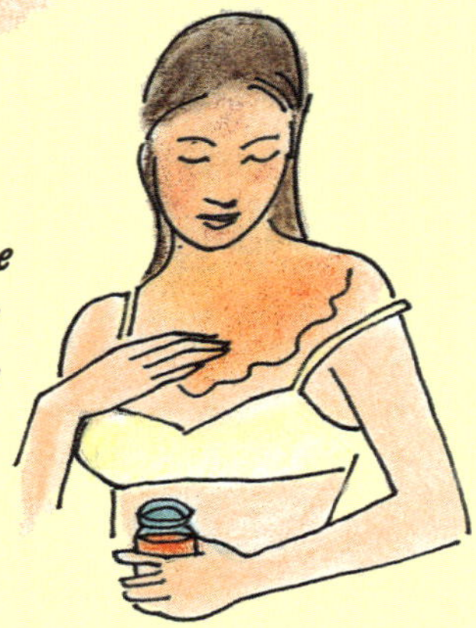

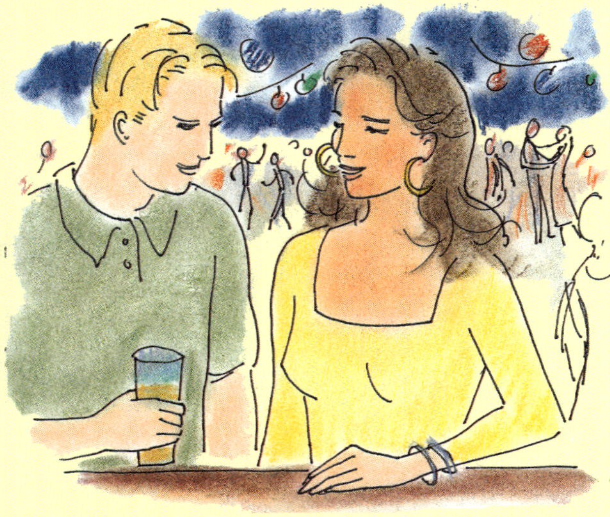

5. La piel tomará una coloración más morena y al mismo tiempo quedarán disimuladas las manchas pequeñas que pudieran existir en ella. Este remedio es una buena solución para una salida nocturna cuando no se ha tomado el sol.

Sumario

Indice